「長い時間、立ちっぱなしの仕事だから、足がむくむのは仕方ない」

「夕方になると、足がパンパンになってだるい」

「寝ているとき、よく足がつる」

「足がほてって熱く感じることがある。最近、足がかゆい」

「足がむずむずして、よく眠れない」

あなたの足に、こんなことが起きていませんか？
生活に支障をきたすほどではないけれど、
でも、とてもつらい。できれば、なんとかしたい……。

実は、自分で解決することができます！

JN033707

足のむくみ、だるさ、冷え、痛み、こむら返り……。

多くの方が、足のトラブルに悩んでいます。

原因がわからないからといって、我慢したり、放置したりしている人もたくさんいます。けれど、これらの症状を放っておくと、下肢静脈瘤《かしじょうみゃくりゅう》になるリスクがあるのです。足のむくみ、冷え、だるさは、足の血行が悪化しているサインですが、下肢静脈瘤は血行の悪化が進んで、血管が壊れてしまう病気だからです。

でも、あきらめないでください。

足のトラブルは、原因と対処法を知れば治せます。

本書では、足の不快な症状の原因を、簡単に取り除く方法をご紹介したいと思います。

症状別にその場でできる解消法や、
家や仕事中でもできる方法を紹介します。
慢性的な足の血行の悪化が、これらの症状の原因ですが、
それを根本的に改善する方法も、いくつも紹介しています。

症状や状況に合った、
自分にぴったりの方法を、ぜひ試してみてください。

「足の健康」を保つための第一歩は、
むくみ、かゆみ、冷えをしっかりケアすること。

あなたの「足の健康」度は大丈夫でしょうか。
簡単なセルフチェックをしてみましょう。

「足の健康」（むくみ、かゆみ、冷え）の危険度セルフチェック

- □ 同じ姿勢で長時間、座りっぱなしでいることが多い
- □ 立ち仕事など、１日の中で立っている時間が長い
- □ 肥満である
- □ 運動をする習慣がない。日常的に歩いたりしない
- □ お風呂は湯船につからず、シャワーで手早く済ませることが多い
- □ 補整下着など体を締めつける衣服をよく着用している
- □ 足がよくむくむ、ときどきかゆい、こむら返りがよくある
- □ 手足に冷えを感じる、冷え性である
- □ ハイヒールなどかかとの高い靴をよく履く
- □ 妊娠・出産を経験している

ひとつでもチェックがついた人は、今の生活スタイルをいちど見直してみてください。

該当項目を減らしていくことが、足のトラブルを遠ざけて、より長く足の健康を保つことにつながります。


いかがでしたか。

意外と「足の健康」をおろそかにしていたのではないでしょうか。

足の不快な症状を放っていると、「下肢静脈瘤」になって、足が凸凹になってしまうかもしれません。

むくみがひどくなって足首が固まり、歩行困難になってしまう危険性もあります。

むくみが原因で炎症が悪化したり、傷が治りにくくなることもあります。

毎晩、夜中に足がつって苦しい思いをするかもしれません。
足のむくみ、冷え、だるさは、あなたの体が発信している「危険信号」なのです。
でも、早いうちに手を打てば、お金をかけずに「足の健康」は取り戻せます。
では次に、「下肢静脈瘤」の危険度をチェックしてみましょう。

ひとつでも当てはまった人は要注意です。

〈下肢静脈瘤〉の
危険度セルフチェック

- □ 立ち仕事、座り仕事が中心で、あまり運動しない
- □ 1日の平均歩数が4000歩以下
- □ 両親や兄弟姉妹など血縁者に下肢静脈瘤の人がいる
- □ 妊婦である、あるいは妊娠・出産経験がある
- □ 体の筋肉量があまり多くない
- □ 足のむくみ、冷え、だるさ、こむら返りなどで悩んでいる
- □ 椅子に座るときに足をよく組む
- □ 正座することが多い
- □ ハイヒールを履くことが多い
- □ 足の血管が浮いて見える

なぜ足の血行が悪いと、足にトラブルが起こるのでしょうか。

それは、人間が立って歩く生活をしていることに原因があります。


直立していると足が心臓よりずっと下になり、心臓から送られた血液が重力に引かれて戻りにくくなります。

それを戻すのが足の筋肉、特にふくらはぎの筋肉です。

足の筋肉がポンプの働きをして、足の血液を心臓に押し上げているのです。


しかし、運動不足などでポンプの働きが鈍いと、血液が足に溜まります。溜まった血液は足の組織にしみ出してむくみとなり、冷えやだるさを招きます。

そして足の静脈を膨張させ、静脈についている逆流防止弁を壊します。その結果、足の静脈が膨れ上がってしまうのが下肢静脈瘤です。

これを防ぐためには、毎日8000歩程度の運動が必要です。歩く時間がないときは、その場でふくらはぎを動かしましょう。そうすることで、足のトラブルが防げます。


私は足の専門医として、いろいろな足のトラブルを診てきました。

下肢静脈瘤だけでも、1万人以上の手術を経験しました。

現在は、足の専門病院の副院長をつとめています。ここでは、ほかの専門医と連携し、高度治療を行っています。


足のトラブルは、早いうちからきちんとしたケアを始めれば、ひどいことにはなりません。

しかし、放置していると、症状が進んで、病院での治療も大変になります。だから、みなさんにはぜひ本書を読んでいただき、足のケアを行ってほしいのです。

本書には、私の足の専門医としての経験と知識を詰め込みました。

「足の健康」はもとより、足の「むくみ」「だるさ」「冷え」の対処法、さらに「下肢静脈瘤」の治療法や手術のやり方など、患者さんが知りたいと思っていることにできるかぎりお答えしたつもりです。

実は、日本では、下肢静脈瘤の患者さんが増えています。いまや10人に1人という割合です。

日常生活の中で、意識して足の血行をよくするようにすれば、足の不快なトラブルを解消したり、下肢静脈瘤の発症や進行を遅らせることが可能です。

お読みになったみなさまが、足の健康を手に入れることを祈念しています。

長﨑　和仁

足の先生！　足のむくみ、だるさ、冷え、下肢静脈瘤　どうすればラクになるか教えてください。

もくじ

第1章

足のむくみ、冷え、だるさを解消したい！

第2章

足のつらいトラブルを自分で治す！

第3章

「下肢静脈瘤かも」と思ったら

第4章

診察、手術について聞きたいこと

第1章

QUESTION

足のむくみ、冷え、だるさを解消したい！

FOOT DOCTOR

どうして足がむくむのですか？体質的なものですか？

体質も原因のひとつですが、**足の血流が悪くなることが最大の原因**です。ほかに、薬の副作用や病気が理由で起こることがあります。

足がむくむ理由は、次の3つです。

①心臓や腎臓、肝臓など血流に関係する臓器や血管、リンパ管などの病気
②副作用としてむくみの出る可能性のある薬の服用
③足の血流が悪くなることによるもの

①の場合はすぐに病院で診察を受ける必要があります。②は思い当たることがあるなら、薬を処方した医師に相談しましょう。

③はさまざまな理由から足の血流が悪化した状態です。特に、**足に送られてきた血液が心臓に戻っていく段階で問題が生じると、血液が足に溜まってしまい**（これを鬱滞《うったい》といいます）、**血液中の水分がむくみを発生させます。**

本書で扱うのは③のケースです。

むくみとは、皮膚の下にある組織に水分が溜まり、指先で押したりするとぶよぶよした感触がある状態のことを指します。肥満との違いは、肥満が指で押して凹ませてもすぐに戻るのに対して、むくみは指で凹ませた跡がなかなか元に戻らないことで区別できます。膨れた原因が脂肪ではなく、溜まった水だからです。

足の筋肉には動かすことで血流を促進するポンプ作用があります。足の筋肉をあまり動かさないと、ポンプ作用が働かないため、足の血液が重力に引かれるまま、ひざから下に溜まってしまい、むくみが生じます。

足のむくみはすぐに重い病気に発展することはありません。けれども、長い間放置していると、足首の動きが悪くなったり、歩きにくくなったりすることがありま す。また、血行がよくないと雑菌が繁殖しやすくなりますから、炎症がひどくなったり、化膿したりするかもしれません。そうなる前に、毎日歩いて足の筋肉を動かしましょう。

足のむくみが発生する理由

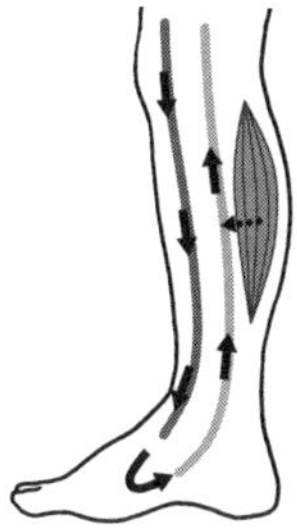

①ふくらはぎの筋肉がよく働いている状態

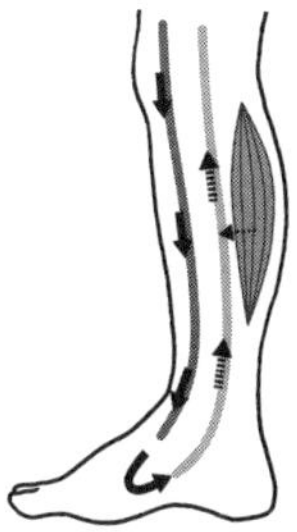

②ふくらはぎのポンプ作用が弱くなった状態

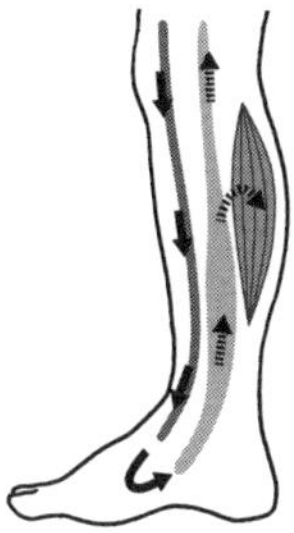

③余分な水分や老廃物が静脈に溜まり始める

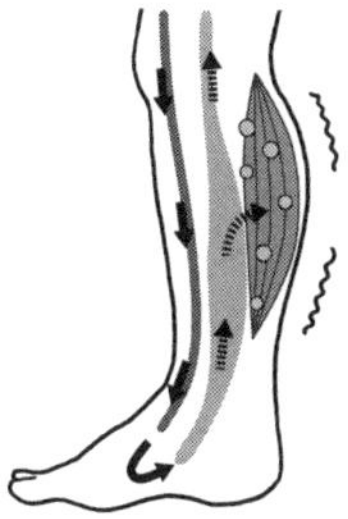

④静脈から水分があふれ出し、むくみが発生

FOOT DOCTOR

以前から足がむくみやすくて困ります。何か対処法はありますか?

足がむくみやすい人は、まず足の運動不足を疑いましょう。**毎日8000歩を目安に歩けば、むくみは解消に向かうはず**です。

むくみの原因は血行が悪いことです。人間は立って生活しているので、重力に引かれて足に血液が溜まりやすくなっています。

足の筋肉が動くことで、足に溜まった血液がポンプ作用で心臓に戻されます。したがって、この働きが十分でないと、血液が溜まりがちになり、それがむくみを生じさせます。

むくみを解消する一番簡単な方法は、毎日歩くことです。といっても、「よし、歩くぞ！」と意気込んで頑張る必要はなく、通勤や通学などの移動のときに意識して1日8000歩くらい歩けば十分です。

逆に頑張りすぎてたくさん歩いてしまうと、ひざを痛めたりして歩けなくなり、逆効果になることがあります。

なかなか歩くチャンスがない人の場合は、**立ったまま、座ったままでもできる足の運動を心がけましょう**。

立ったままできる運動の代表が、「かかと上げ体操」です。

まず、自然な足幅で立ち、そのままかかとを上げて背伸びをします。これを何回か繰り返します。ふらふらして体が安定しない場合は、壁や机に手をついて転ばないようにしましょう。

椅子に座ったままでも「かかと上げ体操」はできます。

ただし、座っていると負荷がかからないので、ほかの体操と組み合わせるといいでしょう。片足を伸ばして、伸ばした足の足首を曲げ伸ばしする「足首体操」や、座ったまま両足をジャンプするように弾ませる「足首ジャンプ体操」、両足の指を開いたり閉じたりする「足指グーパー体操」などが簡単です。

また、階段を上り下りするだけでも、足の筋肉を動かす運動になります。日ごろから、エレベーター、エスカレーターを使わない習慣をつけましょう。

運動以外では、足のマッサージが有効です。ふくらはぎを中心に、アキレス腱や太ももなど、足の血流に関係のある部分をマッサージします。心臓に向かって血液を送り出すイメージでマッサージするといいでしょう。ツボ押しではないので、力を入れる必要はありません。

足のむくみをとる体操

かかと上げ
体操

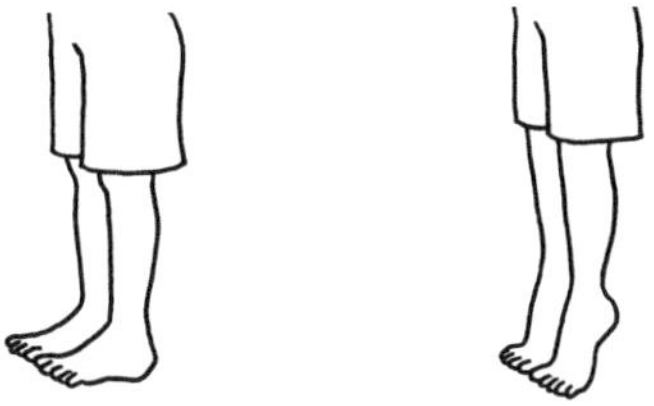

足首体操

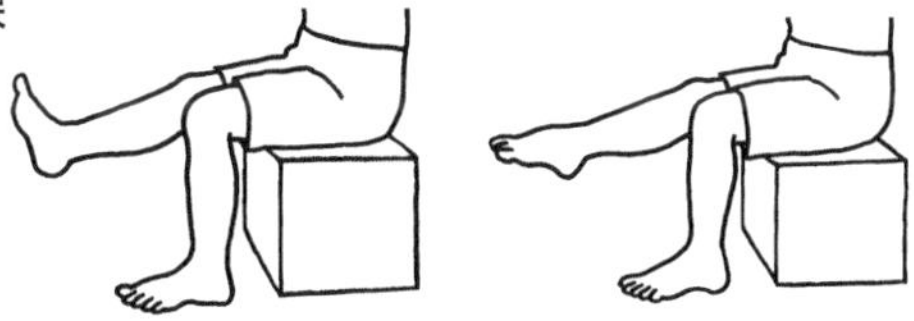

足首ジャンプ
体操

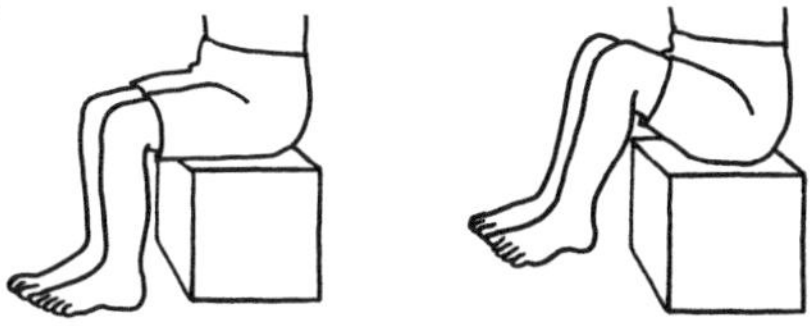

足指グーパー
体操

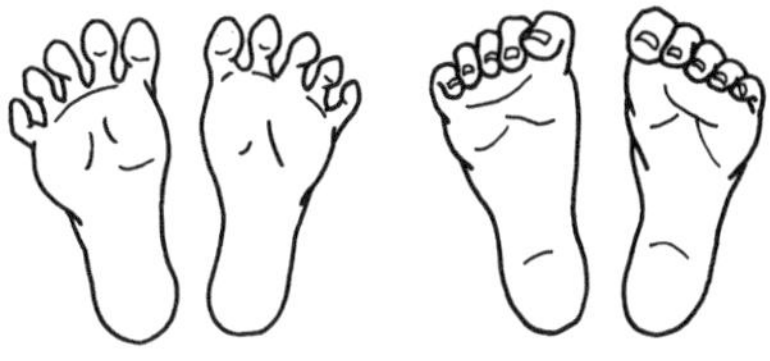

FOOT DOCTOR

女性は男性よりも足が冷えやすいようです。どうしてですか？

一般的に、**女性は男性に比べて筋肉量が少ないため、熱を発生させる能力が高くありません**。さらに体を締めつけるファッションや無理なダイエットが、冷えやすい体を作っていると考えられます。

人間は食べ物を消化・分解したり、筋肉を運動させたりして熱を発生させ、それを血流に乗せて全身に運んでいます。**体のどこかが冷えるというのは、熱の発生が十分でないか、熱を運ぶ血流が十分でないか、あるいはその両方が原因**になって起こります。

さらに、運動不足や胃腸の働きが十分でないこと、貧血、ストレス、女性ホルモンのバランスの乱れなども血流の悪化を招きます。最近多いのは冷暖房による自律神経の乱れです。自律神経が乱れると、体の温度調節機能がうまく働かなくなり、冷え性の悪化を招きます。

そして女性の多くが履いている**ハイヒールも、冷え性、特に足の冷えの原因となります**。ハイヒールを履いた状態で歩くと、ふくらはぎの筋肉がうまく働かないために、足の血流が悪くなるのです。

どうしてもハイヒールを履かなければならないのなら、必要な場所でだけ履くようにして、それ以外の場所ではスニーカーなどに履き替えることをおすすめします。

FOOT DOCTOR

足が冷えやすく、ときどきふくらはぎがつります。これは病気の前兆でしょうか？

足の冷えと足がつることは関連があります。どちらにも、足の血行不良が関係しているからです。病気とは関係がないことが多いですが、あまりにも頻繁に起きる場合には、念のために医療機関を受診しましょう。

足がつる、俗に「こむら返り」という現象は、ほとんどすべての人が経験します。特に就寝時に足がつると、寝ぼけているために適切な処置ができず、さらに悪化させてしまうなどのトラブルになることがあります。

体に血行不良や脱水症状があると、筋肉中のイオンのバランスが崩れ、ちょっとした刺激で筋肉が暴走してしまうために、足がつるといわれています。

しかし、まだわからないことも多く、たとえばなぜ足がつるとあんなに痛いのかは、科学的に詳しく解明されていません。

足がつったときの対処法として、ふくらはぎがつった場合は、座ってひざを伸ばし、手で足指をつかんで手前にゆっくり引き寄せる方法、または立って足を前後にずらし、痛いほうの足のアキレス腱を伸ばす方法を試してみてください。これでたいていは治ります。

足の裏がつった場合は、まずつま先をつかんで足裏を伸ばします。痛みが治まったら、足の親指と人さし指を足裏に向けて倒します。これでこわばった足裏の筋肉をほぐすことができます。

太ももの前側の筋肉がつることもあります。これは筋肉が大きいためにかなり痛みます。この場合は、つった側の足の甲を手で持って、太ももの裏側にかかとをつけるようにします。これでつった筋肉が伸ばされるので、しばらくすると痛みが和らぐはずです。

足がつることに関係する病気には、下肢静脈瘤《かしじょうみゃくりゅう》などの血管病変、糖尿病・肝硬変などの代謝異常、甲状腺機能低下症などの内分泌疾患、脊柱管狭窄症《せきちゅうかんきょうさくしょう》・脳梗塞などの神経筋疾患などが挙げられます。

足がつるだけでなく、ほかにも体の異常を感じる場合は、病気が隠れていることを疑い、医師の診察を受けたほうがいいでしょう。

足がつったときの対処法

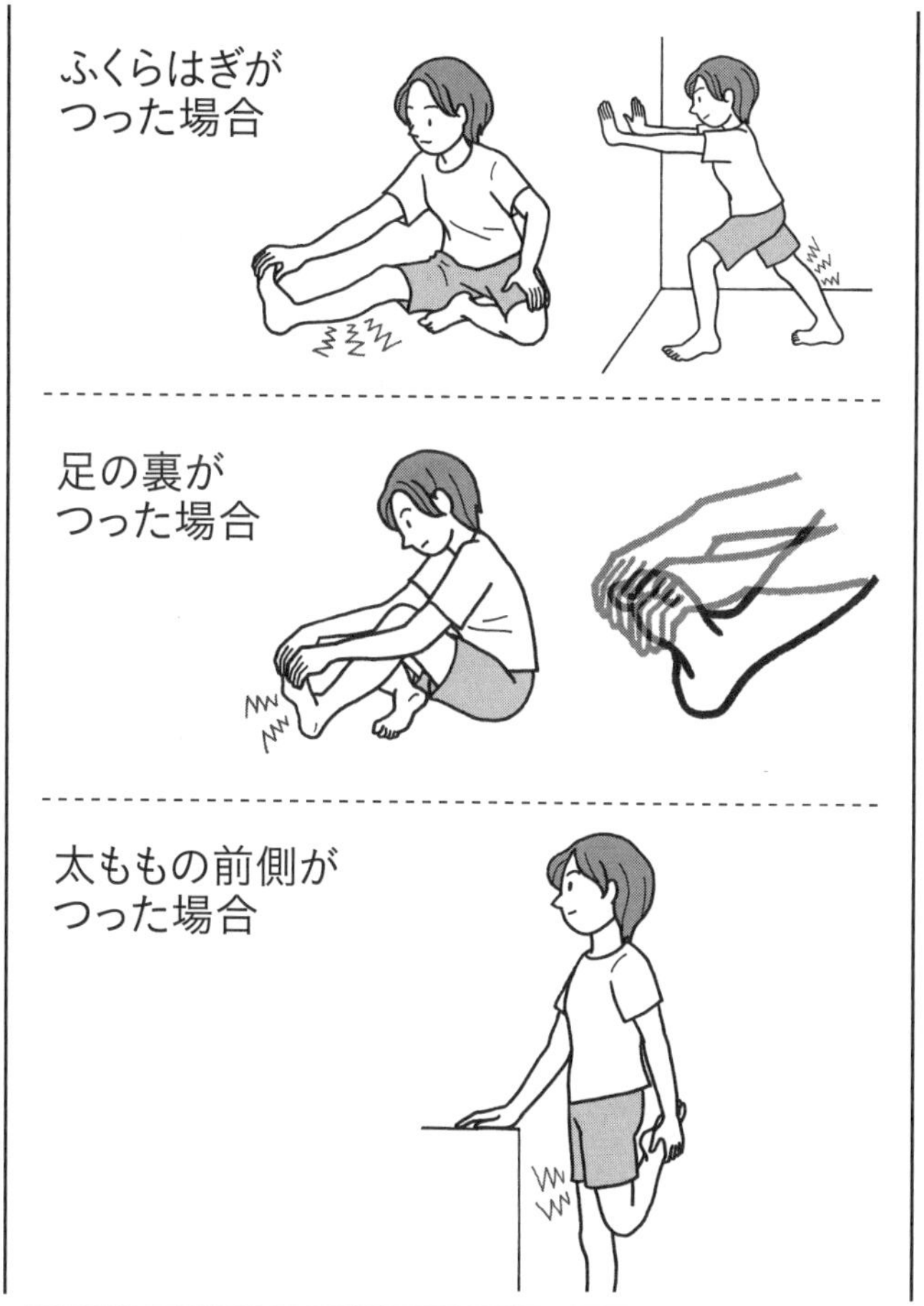

FOOT DOCTOR

寝ていると、よく足がつります。不快なので治したいのですが

脱水、血行不良、運動不足などが原因なので、それらを改善すれば治ります。

脱水は睡眠時に多量の汗をかくことで発生します。したがって、寝る前に十分な水分補給をしておくことで、防ぐことができます。「トイレに行きたくなるから」と寝る前に水分をとらない人がいますが、それが足がつる原因になっているかもしれません。

次に血行不良ですが、冷えからくる場合はその対策をすることである程度防ぐこ

とができます。たとえば、真夏に暑いからと冷房をつけて布団を掛けないで寝ると、体が冷えて血行不良を起こしやすくなります。

運動不足は、血行不良の原因になるだけでなく、筋肉中に含まれるイオンのバランスを悪化させるため、足がつりやすくなります。

若い人でも足はつりますが、中年以降になると、より起こりやすくなります。その理由は、運動量の低下により全身の筋肉量が少なくなるためです。筋肉内の血行が低下して疲労物質の排出が滞り、末梢神経の興奮を抑えにくくなるため、筋肉が暴走しやすい状態になると考えられています。

また、妊娠中は血行の悪化や慢性的な足の疲労があるため、足がつりやすくなるといわれています。

FOOT DOCTOR

毎日夕方になると足がだるくて疲れます。運動すれば治りますか？

足のだるさの原因は、筋肉の疲労や血行不良によるむくみです。筋肉疲労によるだるさの場合は、運動は逆効果になりますが、血行不良やむくみには運動が効果的です。

長時間足を使う運動をすると、疲労物質である乳酸が筋肉に溜まり、足にだるさを感じるようになります。マッサージやストレッチ、入浴などで、疲れて硬くなった筋肉をほぐし、溜まった乳酸を排出することで足のだるさは回復します。

下半身の血行が悪くなっても、足のだるさを感じます。一般に、足の冷え、むくみ、だるさは足の血行が悪くなっているサインです。この場合は、運動などで足の血行をよくすることが一番の改善策です。散歩などの足の運動やマッサージ、ストレッチ、入浴が効果的でしょう。寝るときに足を少し高くして寝ることでも、血行不良の改善ができます。

足の血行不良を根本的に解消するには、日常的な運動でふくらはぎの筋肉を鍛える必要があります。歩くことや段差の上り下りが効果的です。1日に8000歩くらいのウォーキングや、階段の上り下りを意識して心がけましょう。

ただし、正しい歩き方ができていないと効果が上がらず、場合によっては足を痛めてしまうこともあります。背筋を伸ばし、かかとから着地して足の親指で蹴り出す歩き方を意識しましょう。

FOOT DOCTOR

足がだるいときにはどうすればいいですか？

屈伸運動やアキレス腱、ふくらはぎの曲げ伸ばしをして、足の血行をよくすることが効果的です。

足の血行が悪くなり、足に血液が溜まると、足のだるさを感じます。それを解消するには、とにかく足に溜まった血液をすみやかに心臓に戻してやることです。

足の血液を心臓に戻す働きをするのは、主としてふくらはぎの筋肉です。ふくらはぎの筋肉はアキレス腱とつながっているので、立って壁に手をつき、左右のアキレス腱を交互に伸ばすことで、ふくらはぎのポンプが働きます。足がだるいと感じたら、次の運動をしてみましょう。

まず、壁の前に足を前後に大きく開いて立ち、壁を手で押すような姿勢を取ります。

次に、壁に近いほうの足のひざを曲げ、体重を前方にゆっくりと移していきます。このとき、後ろの足のかかとが浮かないように注意して、その状態で30秒キープします。呼吸は止めずに、いつもの呼吸を自然に行います。

30秒たったら、足を入れ替えて同じように行います。

これを足のだるさが気にならなくなるまで繰り返してください。

また、ふくらはぎのポンプを活発にするには、とにかく歩くことです。アキレス腱をしっかり使って歩くことを意識しながら、1日に8000歩を目標にします。ハイヒールなどかかとの高い靴は正しい歩き方ができないので、歩くときはスニーカーのような歩行に適した靴に履き替えるようにします。

歩いた後や入浴後は、足のマッサージをして足の筋肉をケアしましょう。つま先から太ももに向かって3回から5回、軽くもむだけでOKです。

寝るときには、足首の下に枕を入れるなどして、足を少し高くするようにします。そうすることで、寝ている間も足から心臓への血流がスムーズになります。

足のだるさを感じたら、すぐに姿勢を変えて、足の運動をするようにしましょう。

ふくらはぎ体操のやり方

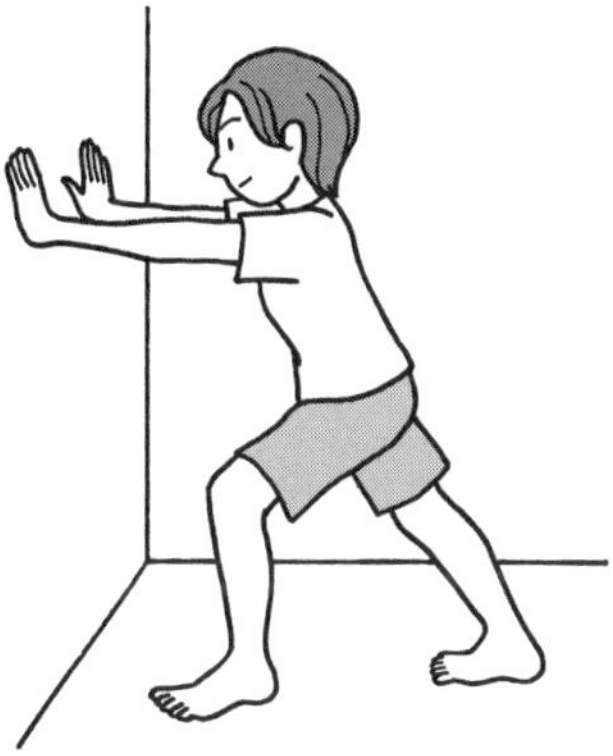

壁の前に足を前後に大きく開いて立ち、壁を両手で押すような姿勢をとります。

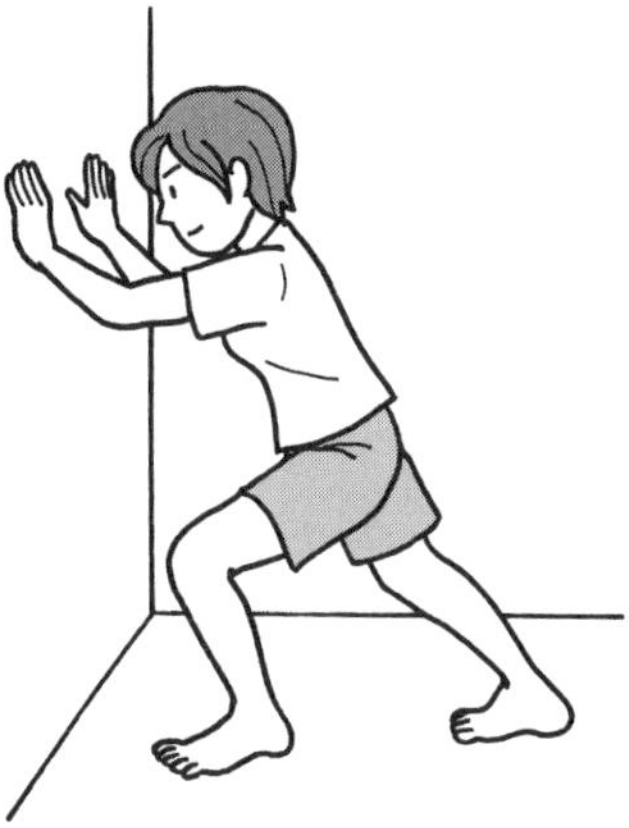

壁に近いほうの足を曲げ、体重を前方にゆっくり移していきます。このとき、後ろ足のかかとが浮かないように注意。呼吸は止めずにこの状態を 30 秒キープします。その後、前後の足を入れ替えて繰り返します。

FOOT DOCTOR

足がだるくなるのは筋肉量が少ないせい？ジムに行けば治りますか？

足の筋肉量が少ないと、足の血行が悪くなりがちです。そのために足のだるさを感じます。

足に限らず筋肉は、運動によって熱を生み出し、膨張と収縮を繰り返すことで血行を助けます。したがって筋肉量が少ないことは、熱の生成や血行の促進が活発でないことを意味します。

それならジムに行って筋肉量を増やせばいいと思うかもしれませんが、わざわざお金と時間を使わなくても、足の筋肉を鍛える方法はほかにもあります。

筋肉は使えば増え、使わなければ衰えます。つまり、ジムに行って筋肉を増やしても、日常生活でその筋肉を使わなければ元に戻ってしまいます。

ジムよりも効果的なのは、毎日の生活で足の筋肉を鍛えることです。

毎日バスに乗っているなら、ひとつ手前の停留所で降りて歩くとか、駅でエスカレーターを使わずに階段を歩くとか。

それらの運動により、足の筋肉が活性化され、鍛えられ、量を増していくでしょう。疲れにくく、冷えにくく、むくみにくい、簡単にはだるくならない足を手に入れることができます。

ジムに行くだけが運動ではありません。

毎日の生活の中でいくらでも運動の機会がありますから、それを利用することで無理なく、ムダなく体を改善していきましょう。

FOOT
DOCTOR

足がむくみやすい体質です。放っておくとどんなことが起きますか？

足のむくみが血行不良から起きている場合、**放っておくと下肢静脈瘤という病気になるかもしれません。**

下肢静脈瘤は、第3章から詳しく説明しますが、足の静脈にある血液の逆流防止弁が壊れてしまい、静脈が膨れ上がってしまう病気です。壊れる静脈の部位によってさまざまな凸凹が足にでき、醜《みにく》くてスカートがはけない、水着になれない、人前で足を見せられないなどの不都合が起きます。

下肢静脈瘤にならなくても、**むくみを放置することでセルライトという脂肪ができることがあります**。これは血管やリンパ管から排出される老廃物が脂肪細胞と結合して肥大化したもので、皮膚が凸凹になり、オレンジの皮のような外観になります。下肢静脈瘤と同様に醜い上に、いったんできると取りにくく、やっかいです。

そこまでいかなくても、むくみは足のラインを太く見せ、代謝が低い状態が続くので、冷え性になったり、ダイエットをしてもやせにくい体になったりします。代謝が悪いために肩こりや頭痛、腰痛などが慢性的に発生したりします。

足のむくみはふくらはぎの運動やストレッチ、マッサージで改善することができます。代謝がよくなることで足首を細くでき、足のラインがきれいになります。冷え性が改善でき、太りにくい体にすることもできます。

足のむくみの改善は、全身の健康につながります。

FOOT DOCTOR

立ち仕事で足が疲れます。仕事の合間にできる体操はありませんか？

「かかと上げ体操」を30分おきにするだけで、足の疲れが改善されるはずです。

立ち仕事では重力のために足の血液が心臓に戻りにくくなり、足に血液が溜まります。その結果、足のだるさを感じたり、足の冷え、足のむくみが生じたりします。

それを防ぐためには、適度に足の運動をする必要があります。ふくらはぎを伸び縮みさせてポンプ作用を活発にする運動であればなんでもかまいません。また、ふくらはぎはアキレス腱とつながっているため、アキレス腱を伸ばす運動でも効果があります。

一番簡単なのは、「かかと上げ体操」です。これは立ったままかかとを持ち上げて背伸びをし、つま先立ちになるだけのトレーニングです。これを数回、立ち仕事の合間にやってみるだけで、足の疲れがずいぶん違うはずです。

さらに効果を高めるには、片足を浮かせてもう片方の足だけでかかと上げをします。ある程度「かかと上げ体操」に慣れたら、試してみてください。

「かかと上げ体操」をした後には、ふくらはぎの筋肉が固まっているはずです。これを手指でマッサージしてもみほぐしたり、ストレッチをして曲げ伸ばししたりすることで、よりトレーニングの効果が高まります。

このほか、**段差を使ったストレッチや踏み台昇降なども効果があります。**

FOOT DOCTOR

足の冷えやだるさを解消する体操を教えてください！

足の冷えやだるさを解消するには、歩いたり、「かかと上げ体操」をしたりするのが効果的です。

ふくらはぎの筋肉にはミルキングアクションといって、伸び縮みをするときに血液を心臓に押し戻す働きがあります。**足の冷えやだるさは、この働きが衰えることによって引き起こされるものです。**

日常生活の中でふくらはぎの筋肉を鍛えるには、歩くことが一番手軽です。同様に階段の上り下りも効果があるので、通勤や通学などで毎日移動している人なら、徒歩をルートに取り入れることで十分な効果が得られます。

なかなか歩くチャンスのない人は、とにかくふくらはぎを動かす体操を取り入れましょう。中でも**自分の体重を負荷にする「かかと上げ体操」は、いつでもどこでもできる、お手軽な体操です**。

「かかと上げ体操」をするとき、かかとを床につけずに床から数ミリのところで止め、そこからまた上げるようにすると負荷が高まり、トレーニングの効果が出ます。さらに負荷を高めたいなら、片足を浮かせて一本足で行う方法もあります。

反対にかかとを床につけたままつま先を上げ下ろしする「つま先上げ体操」をすると、ふくらはぎを引き締めることができます。

これらの体操では、バランスに自信のない人は壁に手をついて行うと安全です。

第 2 章

QUESTION

足のつらいトラブルを自分で治す!

FOOT DOCTOR

足のトラブルを防ぐために日常生活でどんな注意をすれば？

足のトラブルを防ぐためには、足から心臓への血流をよくすることを心がけるといいでしょう。

具体的には、長時間の立ちっぱなし、座りっぱなしを避け、合間に姿勢を変えて、足の運動をするようにします。できれば毎日８０００歩くらい歩きましょう。

正座や足を組むことは、足の血流を止めるので避けます。足を組むクセのある人はやめるように努力し、正座が避けられないケースでは正座用の補助椅子を使うようにします。

正座は茶道や華道、椅子のないお寺での法事などでは避けることができません。しかし足の血流が健康な人ならともかく、足のむくみや冷え、だるさをふだんから抱えている人には大敵です。

では、あぐらならいいかというと、これも鼠径部《そけいぶ》の血流を圧迫するのでおすすめできません。足を前に投げ出して座る、床に座るのを避ける、あるいは前述の正座用補助椅子を使うなどの方法がおすすめです。

足を組んで座るクセのある人は、早めに治してしまいましょう。足の血流だけでなく、骨盤を歪ませるので、腰痛などの原因にもなります。

お風呂から出たら、足のマッサージをして、足の血流をよくします。つま先から太ももにかけて、下から上へと軽くもむくらいでいいでしょう。

足の疲れやだるさを感じたら、睡眠時に足首の下に枕を入れるなどして、足を心臓より高くして寝ます。すると、足先から心臓への血流がよくなります。

水分不足にならないように気をつけることも大切です。水分が少ないと血液がドロドロになって流れにくくなり、血行が悪くなるからです。そのため、こまめに水分を補給することを心がけてください。特にエアコンの効いた部屋や飛行機の中などでは、意識して水分をとるようにしましょう。

一番よくないのは、足のトラブルを放置することです。自然によくなることはありませんから、きちんと対処するようにしましょう。

足がだるいときの対処法

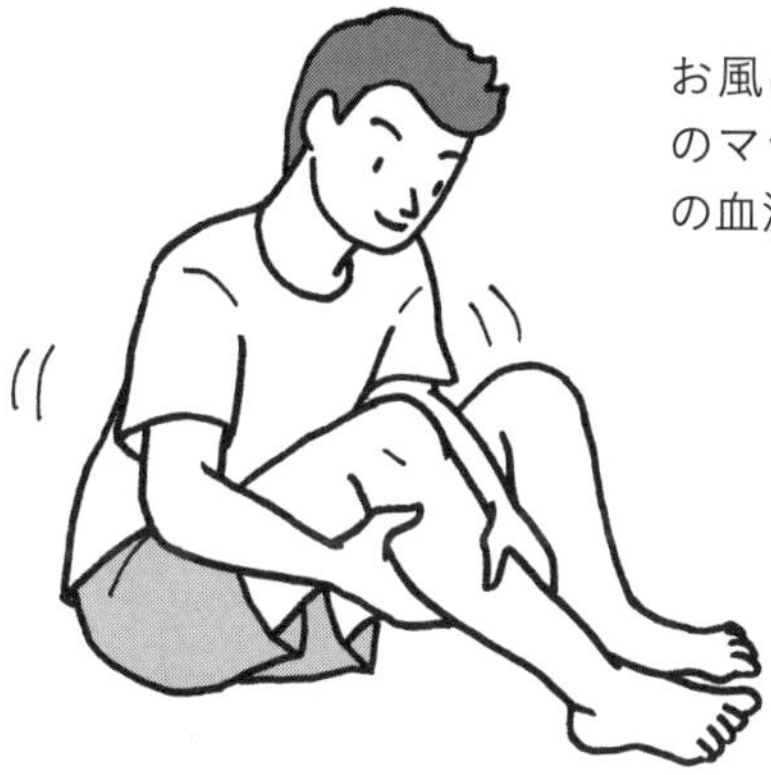

お風呂から出たら、足のマッサージをして足の血流をよくします。

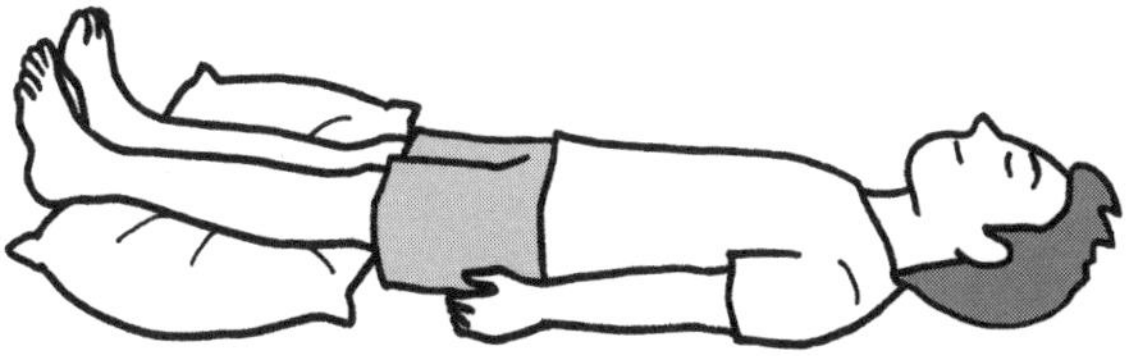

寝るときは足首の下に枕を入れるなどして、足を心臓より高くして寝ます。

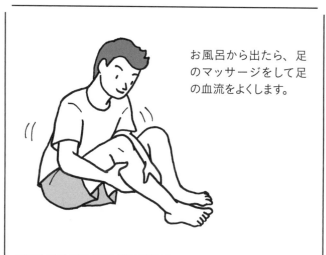

FOOT DOCTOR

家でできる対策にはどんなものがありますか？

足の血行をよくする対策は、家にいてもできるものがたくさんあります。家でできる足のトラブル防止法を挙げますので、参考にしてください。

・同じ姿勢を続けない

長時間の立ちっぱなし、座りっぱなしを避け、30分ごとに足の運動をするようにします。

・足が疲れたらマッサージ

運動の後や、立ち仕事・座り仕事の後、入浴後などに足をマッサージして血行をよくします。足先から太ももに向けて3回から5回くらい軽くもむ程度で十分です。

・弾性ストッキングを履く

足が重だるい、足が痛い、足がよくつるなどの症状がある場合は、サイズの合った弾性ストッキングを履くと症状が軽減できます。弾性ストッキングは、基本的に起きているときに履き、寝るときは脱ぎます。

・1日に8000歩散歩する

ひざを痛めないように足の運動をするには、1日8000歩の散歩がベスト。散歩の時間が取れない人は、通勤・通学時にいつもより多く歩くようにします。

FOOT DOCTOR

食事で気をつける点はどんなことですか?

どんな食事が足のトラブルに効果があるのかは、今のところわかっていません。したがって、医師としての答えは、**「自分で体にいいと思ったものを食べてください」**となります。

とはいうものの、「何を食べても大丈夫」ということにはならないでしょう。肥満や便秘は足のむくみや冷え性の原因に挙げられていますから、少なくともこの2つを防ぐような食事をとりたいものです。

肥満は、カロリーのとりすぎ、栄養バランスのかたよった食事、運動不足が引き起こします。外食メニューを好きなだけ食べていると、簡単にカロリーオーバーになり、食物繊維や各種ビタミンなどが不足しがちになります。

便秘も食物繊維不足や脂肪分の多い食事が引き起こすことが多いものです。そのような食事はいわゆる「血液ドロドロ」の状態になりやすいので、血行不良を招きます。

また、塩分のとりすぎにも気をつけたいものです。塩分のとりすぎで水分摂取が多くなると、血管内の水分量が増えます。これが足の静脈圧を上げるので、下肢静脈瘤という足のトラブルに発展する恐れがあります。

FOOT DOCTOR

効果的な体操、運動があれば教えてください

基本は、ふくらはぎをよく動かすことです。1日8000歩の散歩をメインにして、ふくらはぎやアキレス腱を伸ばす運動をこまめに取り入れましょう。

血液を全身に送り出す働きは、心臓という強力なポンプが休みなく行っています。心臓が送り出した血液は全身に酸素を運び、二酸化炭素や老廃物を取り去ります。

そして、血液を効率よく循環させ、心臓に戻すための補助ポンプとしての役割を果たしているのが、全身の筋肉です。

特に、**ふくらはぎの筋肉はその役割が大きいため、「第2の心臓」と呼ばれます。**ふくらはぎの筋肉がよく発達し、毎日活発に動いている人は、足のトラブルが起きにくいといえます。

筋肉が収縮すると、筋肉周辺や筋肉内部の静脈が圧迫され、中の血液が押されます。静脈には弁がついているため、押された血液は心臓に向かう方向にしか流れません。こうして、筋肉がポンプの役割をするわけです。

「第2の心臓」であるふくらはぎの筋肉は、心臓から最も遠い場所にある大きな筋肉です。したがって、ふくらはぎの筋肉をよく動かして血液を心臓に押し戻すことは、足の血流だけでなく、全身の血行をよくします。

ふくらはぎの筋肉を鍛えるための理想的な歩き方は、かかとから着地して足の親指で地面を蹴るスタイルです。自分で気をつけてこの歩き方を守るようにすると、同じ歩数を歩いてもふくらはぎやアキレス腱をよく使うので、ふくらはぎのポンプが効率よく働きます。

反対にダメな歩き方はロボット歩きです。ペンギンのような歩き方といえばいいでしょうか。アキレス腱やふくらはぎをあまり使わない歩き方で、アキレス腱の硬い人、ふくらはぎの筋肉が衰えている人は知らないうちにこうなっているものです。

まず自分の歩き方をチェックして、正しい歩き方で足の筋肉を鍛えましょう。

正しい歩き方とダメな歩き方

○

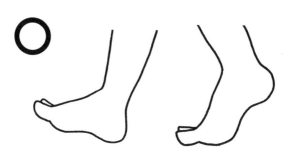

正しい歩き方は、かかとから着地して足の親指で地面を蹴り出します。

×

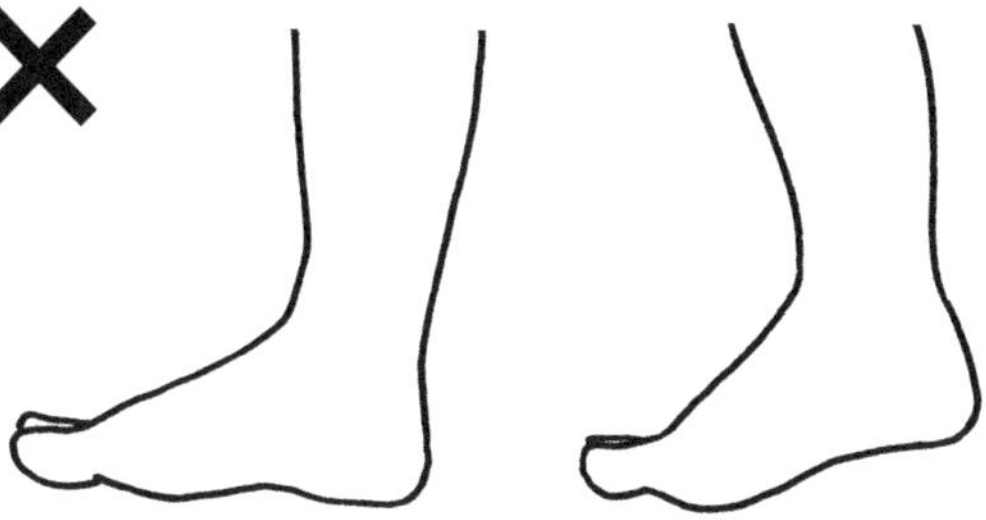

ロボット歩き、ペンギン歩きと呼ばれるダメな歩き方。ふくらはぎの筋肉があまり使われません。

FOOT DOCTOR

ウォーキングと筋トレ、どちらがいいですか？

明らかに「ウォーキング」です。とにかく**1日に8000歩のペースを守って毎日歩くこと**が大切です。

もちろん筋トレも全身の血行をよくする効果がありますが、足の血行に注目した場合は、ふくらはぎの運動が重要です。しかも、時間や場所を選ばずに毎日コンスタントにできる運動であることが大事です。すると、結論は「散歩がベスト」となります。

毎日散歩を続けるためには、歩ける体を維持することが大切ですから、足腰のケアには、日ごろから気を配ってください。特に扁平足《へんぺいそく》、外反母趾《がいはんぼし》の人は歩き方が悪くなりがちですから、注意が必要です。

散歩するときは歩きやすい靴や服装を選び、飽きないように適当にコースを変えるなどして、散歩の習慣が定着するようにします。歩数計を使って、毎日の歩数を管理するのもいいでしょう。

また、休日などにまとめて歩く人は、平日の運動がおろそかになりがちです。**急にたくさんの歩数を歩くと、ひざなどを痛める恐れがあるので、注意しましょう。**

休みなく働いている心臓を補助するのですから、ふくらはぎの運動もムラなくコンスタントに行いましょう。

FOOT DOCTOR

理想的な歩き方を教えてください

かかとから着地して、足の親指で地面を蹴る歩き方が理想です。

まずまっすぐに立ち、背筋を伸ばします。よく演劇などでいわれるように、「頭を天井から糸で吊るしたように」ということを意識すると、背筋がまっすぐに伸びます。1分間くらいそのままでいて、体に背筋を伸ばした状態を記憶させましょう。

その姿勢から歩き出しますが、視線を10メートルくらい先に固定し、歩幅をやや大きめにとって、しっかり腕を振ります。

つま先とひざの向きを揃え、外股、内股にならないようにします。

腕はひじを軽く曲げ、心臓の高さに近い位置を保ってコンパクトに振るのがコツです。そして、大事なことなので何度もいいますが、かかとから着地し、足の親指で地面を蹴って前に進むことを意識します。

このとき、**アキレス腱がしっかりとふくらはぎの筋肉を動かしていること**を確認してください。これが、足の血行をよくする一番の方法です。

間違った歩き方のひとつに、「ピッチ歩き」があります。かかとを着地させずにつま先だけで歩く歩き方で、体の上下動が大きいという特徴があります。

また、「ペンギン歩き」という歩き方も、ふくらはぎの筋肉をあまり動かさないために、足の血行にはよくありません。ペンギン歩きは足裏全体で着地し、ひざを曲げたまま小さな歩幅で歩く歩き方です。ただし、これは雪の上や凍結路面を歩くときには有効な方法なので、覚えておいてもいいでしょう。足裏全体で地面に接地するために、滑りにくいのです。

歩く速度は、正しい歩き方ができると自然に速くなるものです。時速5～7キロくらいを目標にするといいでしょう。歩幅を大きめにとっての速歩が、体に健康的な負荷をかけることになります。

自分で正しい歩き方ができているかどうかわからないときは、誰かに前からと横から、歩く姿勢を見てもらうといいでしょう。自分の靴の底を見て、かかとの外側と親指部分が摩耗しているようなら、正常な歩き方をしている証拠です。

理想的な歩き方

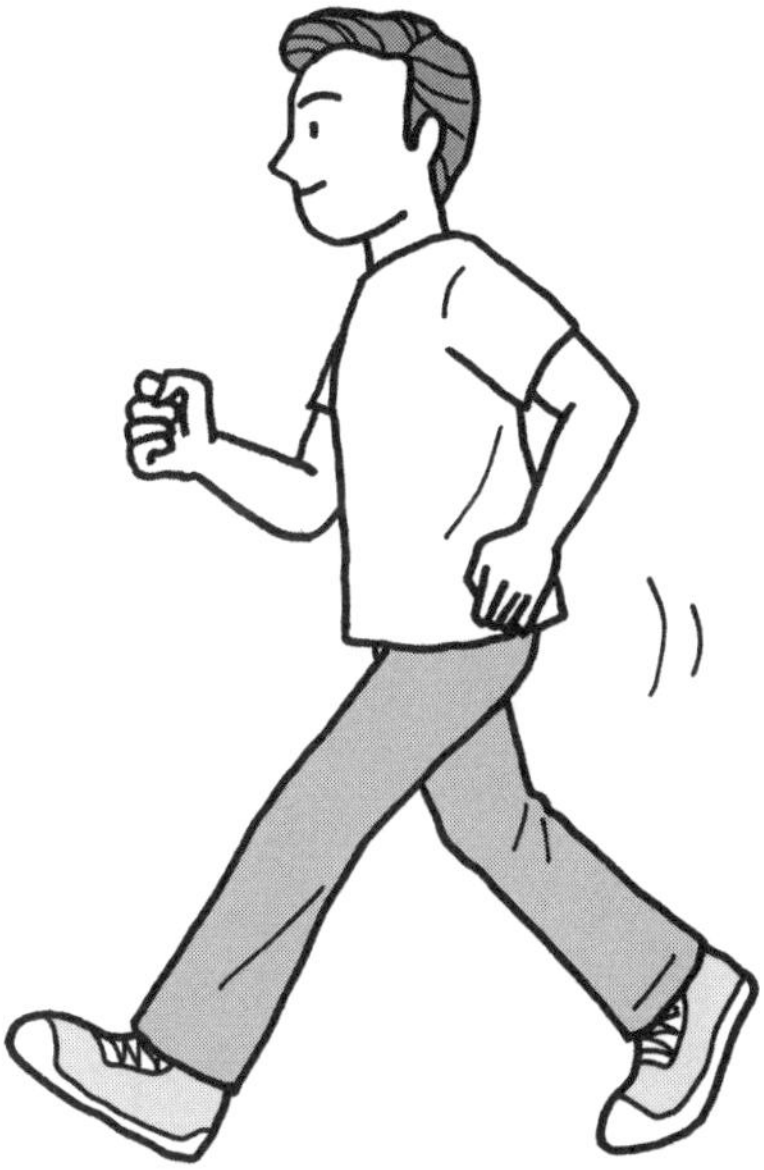

かかとから着地して、足の親指で地面を蹴る歩き方が理想です。背筋を伸ばし、視線を 10 メートルくらい先に固定し、歩幅はやや大きめにします。腕はひじを曲げ、心臓の高さに近い位置を保ってしっかりとコンパクトに振ります。

FOOT
DOCTOR

肥満気味ですが、やせたほうがいいですか？

肥満はさまざまな病気の原因になるだけでなく、足のトラブルも招きます。やせることは健康をキープし、老化防止にもつながります。

こと健康に関しては、肥満のメリットはほとんどありません。糖尿病や高血圧など生活習慣病の原因になりますし、なにより太ると体を動かすのが億劫になり、運動不足を招きます。

なぜ肥満が足のトラブルの原因になるかというと、体についた脂肪が血流を悪くするからです。特におなかの脂肪が足のつけ根の静脈を圧迫することが問題となります。

一般に男性よりも女性のほうが肥満と足のトラブルの関係が深く、肥満指数として知られるＢＭＩ値が30以上ある女性が足のトラブルを発症する確率はかなり高いといわれています。

肥満対策はカロリー制限をすると同時に食事の栄養バランスに気をつけ、毎日適度な運動をすることです。この運動ですが、足の健康を保つ点からも、１日８０００歩のウォーキングを維持するといいでしょう。

正しい歩き方を心がけ、歩幅を大きくとってやや速めに歩くようにすると、脂肪の燃焼効率が高まります。

FOOT DOCTOR

タバコはやめたほうがいいですか？

タバコは、足の動脈硬化を招くため、さまざまな足のトラブルの原因になります。

現在の社会情勢や、ほかの病気に与える影響のことを考えたら、禁煙したほうがいいでしょう。

少なくとも、タバコを吸うことで足のトラブルがよくなる可能性はまったくありません。

タバコの害としてよく知られているのは、肺がん、肺気腫《はいきしゅ》の原因になることです。

そして血圧を上げ、動脈硬化の原因になることも知られています。喫煙者本人の健康を害するだけでなく、副流煙によって家族や周囲にいる人も巻き込みます。

足のトラブルが悪化すると、足の静脈にある弁が壊れてしまい、下肢静脈瘤《かしじょうみゃくりゅう》という病気になることがあります。静脈の弁は一度壊れると自然に治ることがないので、なかなか厄介な病気です。

タバコを吸うと血圧が上がりますが、**高血圧は動脈硬化を招き、筋肉が萎縮することで筋ポンプの機能が低化するため、下肢静脈瘤になるリスクを高める**ことが考えられます。

明確な因果関係がわかっていなくても、さまざまな病気を助長することが知られているのですから、タバコはやめたほうがいいでしょう。

FOOT DOCTOR

お酒は飲んでも大丈夫ですか？

飲酒と足のトラブルの強い因果関係は知られていませんが、飲みすぎると悪影響があるかもしれません。

アルコールには血管内の脱水作用があるため、いわゆる「血液ドロドロ」の状態を作り出します。**ドロドロの血液は全身の血行を悪くするため、足のトラブルの原因になりかねません。**

また、アルコールは血管を拡張して血流をよくする効果があります。それだけを見ると足の血行にいいような気がしますが、**血管が拡張することによって血液中の水分がしみ出すため、むくみの原因になります**。

したがって、医師の結論としては「適度な飲酒は問題ないが、過度の飲酒は避けるように」ということになります。

強い因果関係がないため、アルコール依存症といわれるほどの飲酒習慣でなければ、それほど気にする必要はないともいえます。

飲み会などで長時間同じ姿勢でいることは、足にとってよくありません。しかも、アルコールで足の疲れを感じにくくなる可能性もあります。あくまでも、お酒はほどほどにたしなむのがいいでしょう。

FOOT DOCTOR

足が痛いのですが、正座はやめたほうがいいですか？

正座は足の血管を圧迫し、血行を阻害するので、できるだけ避けましょう。

冠婚葬祭や宴席などで畳に座ることが避けられないケースもよくあります。その場合、正座用の補助椅子などが用意されている場合は、積極的に使うようにしましょう。「足が悪いので」と断れば、正座を強《し》いられることもないはずです。

最近では、いろいろな種類の携帯用の正座椅子や正座クッションがネットショップなどで売られています。そういったものを試し、自分に合ったものを持参するという手もあります。三角形の尖った部分を両足首で挟んで使うタイプなら、折りたたむと板状になるので携帯の邪魔になりません。

正座と同じ理由で、あぐらを組んで座ることもおすすめできません。正座もあぐらもダメとなると床に座ることがむずかしくなりますが、座椅子や壁に背中をもたれかけて足を前に投げ出すスタイルならいいでしょう。

体育座りとか三角座りと呼ばれる、子どもたちが学校の体育の授業などでやっている座り方でも、問題ありません。

それではあまりにも無作法というのであれば、正座用の補助椅子などを使いましょう。

椅子に座るときや電車に乗ったときなどに**足を組むクセのある人は、これを機会にそのクセをやめましょう**。ひざ裏や鼠径部の静脈が圧迫されて血行が悪くなるため、いいことは何もありません。

さらに、いつも足を組んで座っていると、姿勢が前かがみになりやすく、消化器官を圧迫し、血圧が上昇します。ストレスも増加しやすくなり、健康を害する恐れが出てきます。

もうひとつ、足を組んで座ることが常態になっていると、骨盤が歪みます。血行が悪くなるだけでなく、神経が障害を受ける恐れもあり、腰痛などの原因になりかねません。

正座が避けられないときは

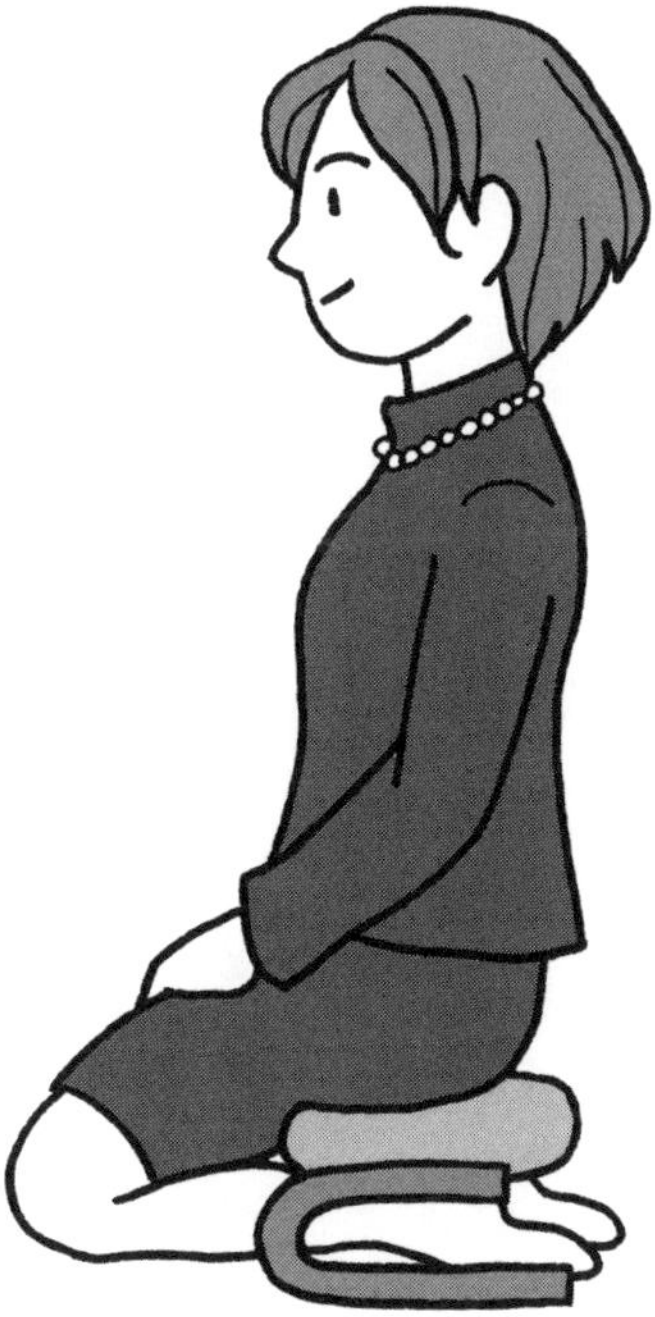

正座は足の血流を悪くするため、避けましょう。冠婚葬祭などで避けられない場合は、正座用の補助椅子などを活用します。

FOOT DOCTOR

足が痛いときに痛み止めを飲むのはダメですか？

足のストレッチやマッサージをしても痛みが引かないようなら、痛み止めでごまかすのではなく、医師の診察を受けましょう。

足がつった場合は、つった足のふくらはぎを伸ばせば、やがて痛みが治まります。鬱血《うっけつ》などで足が痛む場合も、筋肉のストレッチをすれば痛みは引きます。

ストレッチやマッサージをしても足が激しく痛む場合は、**静脈の中に血栓ができているのかもしれません**。皮膚が赤くなり、痛いところを押して皮膚表面の静脈に沿ってしこりがあることが感じられたら、血栓性静脈炎の可能性が高いといえます。

この場合は痛み止めでとりあえず痛みを緩和しますが、症状が続くなら血栓を取り去る簡単な手術を行うこともあります。

血栓というとエコノミークラス症候群の死に至る血栓を連想してしまいますが、血栓性静脈炎の場合の血栓は、どこかに移動して脳や肺、心臓の血管を詰まらせてしまうことはありません。いきなり命の危険にさらされる心配はないと思って大丈夫です。

足のトラブルによる痛みの多くは、ストレッチやマッサージで軽減するものです。あわてずに落ち着いて対処しましょう。

FOOT DOCTOR

立ち仕事なのですが転職しなければダメですか？

転職を考える前に、**立ちながらできるような、足を動かす工夫をするほうがいいでしょう。**「かかと上げ体操」などを試してみてください。

足のトラブルは、人類だけがかかる病気です。人類が二足歩行を始めてからの宿命ともいえるもので、四本の足で歩く動物にはこの病気はみられません。

そして、現在の職業には立ち仕事がたくさんあります。昔から足のトラブルが職業病であった警察官や板前などの調理師、理美容師、教師、キャビンアテンダントに加えて、コンビニやスーパーのレジ係も立ち仕事の代表です。

では、座ってできる仕事ならいいかといえば、そちらも足にとってはよくありません。事務職などのデスクワーク、コールセンターのエージェントといった長時間同じ姿勢で座り続ける仕事も足のトラブルの原因になります。

立ち続けること、座り続けることは足に血液が溜まりやすくなり、それがむくみや冷え、足のだるさなどを招きます。さらにそれが続くと、足の静脈にある弁が壊れてしまい、下肢静脈瘤という病気に発展することがあります。

いったん壊れてしまった弁は再生しないので、**下肢静脈瘤は治ることがありません**。できることは、それ以上の進行を遅らせるのと、弁が壊れた血管を手術で取り除くことくらいです。

問題は、同じ姿勢を長時間続け、ふくらはぎの運動をほとんどしないことですから、立ち仕事やデスクワークでも**定期的に足を動かすようにすればいいのです**。

具体的には、30分ごとに、座っている人は立ち、立っている人は屈伸運動をしたりして筋肉をほぐし、ふくらはぎとアキレス腱の曲げ伸ばしを数回繰り返します。

それだけで足の疲れが和らぎ、血行がよくなることが実感できるはずです。

足のトラブルは人類の宿命ですから、一生かからずに済む方法はありません。足の運動に気をつけ、発症を先送りするようにするのが一番です。

立ち仕事と座り仕事

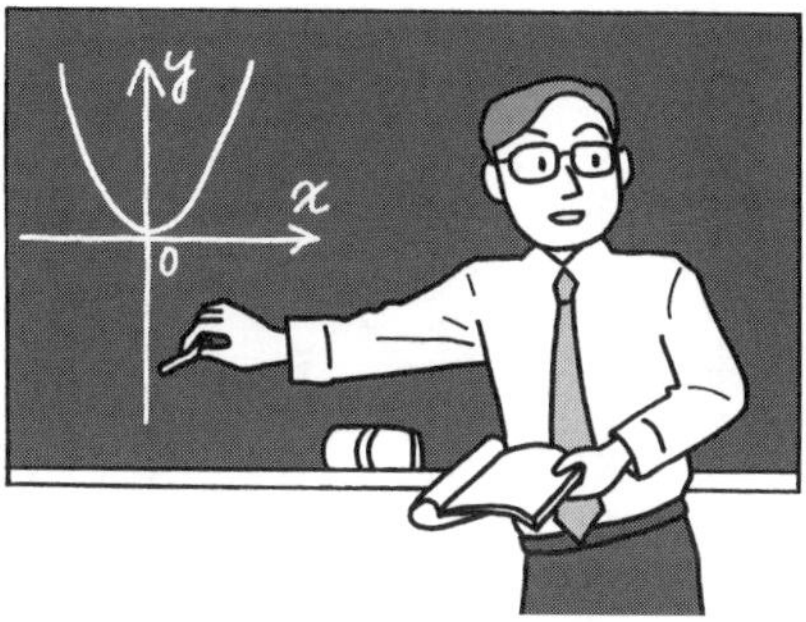

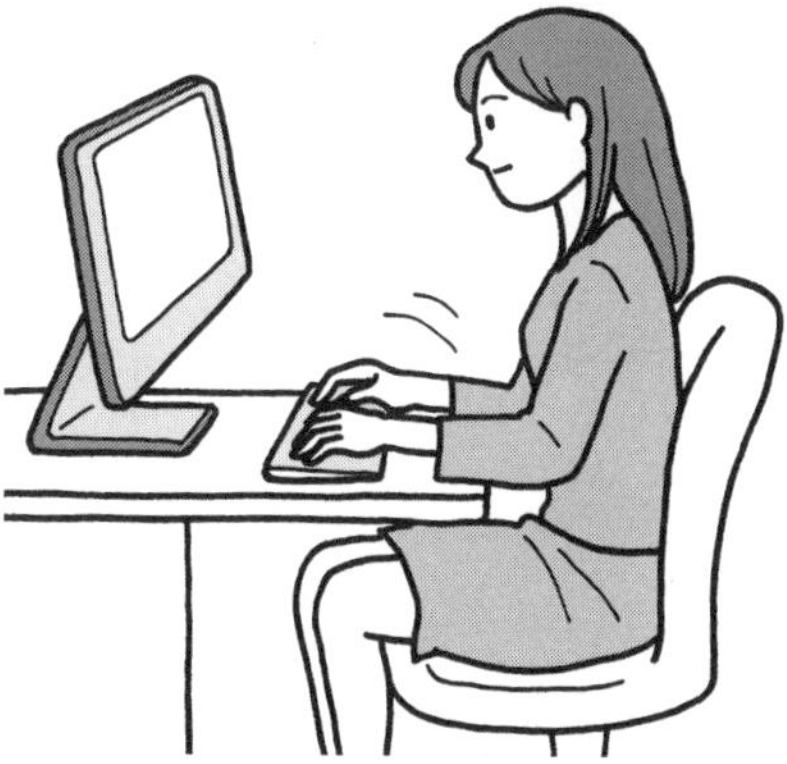

現代社会では立ったままの仕事、座ったままの仕事がたくさんあります。それらは足の健康に悪い影響を及ぼします。

FOOT DOCTOR

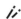

寝るときの姿勢はどうするのが理想的ですか？

足を心臓の位置よりも高く上げて寝ることができれば、足から心臓へと戻る血流が改善されます。

足のむくみや冷えは、心臓から足に来た血液がうまく戻らないために起こります。その最大の原因は、人間が立って生活している間、足が心臓よりもかなり下に位置していることです。心臓から足に送られてきた血液は、重力に引かれるために心臓に戻すのが大変なのです。

それなら寝ているときは問題がないかというと、就寝時は足の筋肉が動かないために、血液を心臓に戻す働きが不活発になり、やはり血流がよくありません。そのために、水平よりも上に足を上げたほうがいいのです。立っているときに血流の邪魔をする重力を、今度は利用させてもらいましょう。

上げる高さは15センチくらい。あまり高すぎると腰を痛める恐れがあるため、枕やクッションくらいの高さが適当です。座布団を折って使ってもいいでしょう。

新たに購入するのであれば、ダブルベッド用の幅の広い枕を選びましょう。幅が広ければ、寝返りを打っても簡単に足が外れることがありません。

この方法で、寝つきが悪いとか、ひざが痛いとか、腰が痛いなどの不具合がある場合は、足の上げ方に問題があります。クッションを当てるのは足首ではなくひざから足首の間です。腰が痛いのは足を高く上げすぎているからです。足を高く上げすぎると、足の付け根の血流が悪くなり、逆効果になりかねません。

足を上げるのは、睡眠時以外でも効果的です。家で座り仕事をしているような場合は、足を上げて横になると足のだるさが軽減されます。ソファーで横になるなら、クッションやソファーの肘掛けに足を乗せましょう。

畳やカーペットに仰向けになって、足を垂直に上げる運動も、むくみをとるために有効です。溜まった血液を心臓に戻すイメージで、足を上げましょう。

休憩時は足を高く上げる

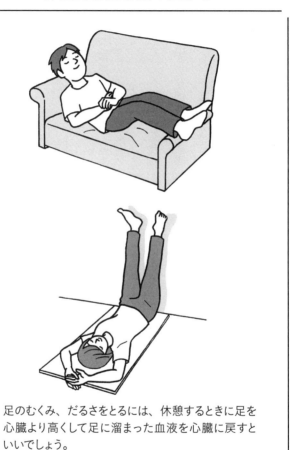

足のむくみ、だるさをとるには、休憩するときに足を心臓より高くして足に溜まった血液を心臓に戻すといいでしょう。

FOOT DOCTOR

寝ながら足のトラブルを改善する運動はありますか？

「ゴキブリ体操」を試してみるといいかもしれません。

寝ながら足のトラブルを改善するには、足を高くする姿勢が有効です。もっと積極的に寝ながら足の血液を心臓に戻すようにするには、「ゴキブリ体操」という名前で知られている運動がいいでしょう。

ゴキブリ体操とは、殺虫剤をかけられて弱っているゴキブリに似た動きをする運動で、**仰向けに寝て手足を天井の方向に伸ばし、30秒から1分間、ぶらぶらと動か**

すだけです。これを3〜5セット繰り返します。手足の筋肉の緊張がほぐれ、末端に溜まった血液が心臓に戻りやすくなります。

これを毎日、起きてすぐと寝る前にやることで、足のむくみが軽くなったという人が結構います。起きてすぐの時間帯は自律神経の副交感神経が優位の状態ですが、この体操をすることで、体に負担をかけずにウォーミングアップが図れます。

また、寝る前のタイミングでこの体操をすると、1日の活動で手足の末端に溜まった血液を戻すことで血流を促し、快眠へと誘う効果があります。

なぜゴキブリ体操が足のトラブルにいいかといえば、話は単純で、**足を心臓より高くすることで**、**足に溜まった血液を心臓に戻してあげられるからです**。ぶらぶら動かすことで、それが促進されるわけです。

雨降りなどで散歩ができないときでも、ゴキブリ体操なら家の中ですぐできます。体力も使わないので、やる気が出ないときでも取り組むことができるでしょう。

ただし、手足を高く上げて動かすには、それなりの筋力が必要です。お年寄りが急にこれをやると、腰を痛めてしまうかもしれません。いきなり全力でやるのではなく、少しずつ様子を見ながらやってみることをおすすめします。

ゴキブリ体操のやり方

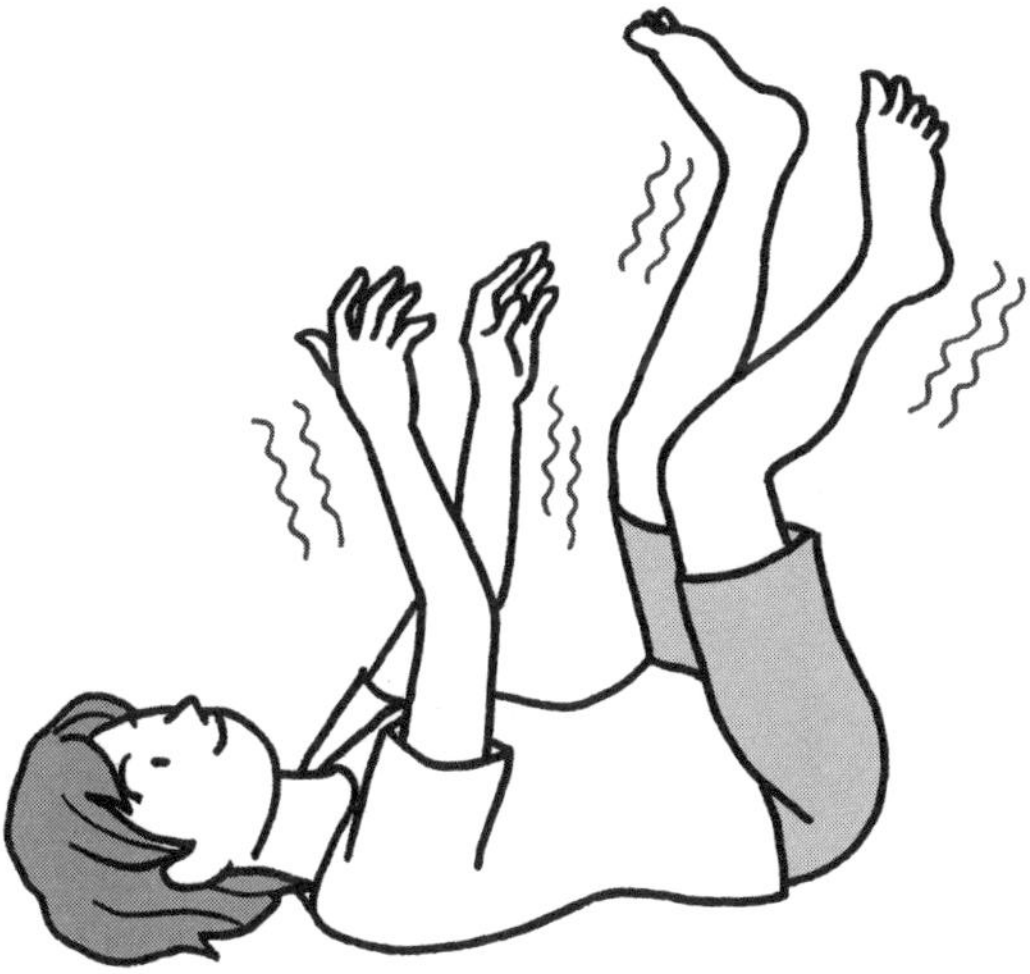

仰向けに寝て、手足を天井の方向に伸ばし、30秒から1分間、ぶらぶらと動かします。

FOOT DOCTOR

お風呂やシャワーの頻度はどのくらいが適当？

お風呂やシャワーで劇的に足のトラブルがよくなるわけではないので、**ふつうの頻度で十分です。**

お風呂やシャワーに入ると血行がよくなります。

そのこと自体は体にいいのですが、お風呂で血行がよくなるのはおもに動脈の血液です。そして足のトラブルは足に溜まった血液が心臓に戻るときの静脈の流れが不活発なことから起こります。

お風呂で血行がよくなったと感じても、静脈の血行はあまりよくなっていないかもしれないのです。

それよりも効果があるのは、水圧です。お風呂に入ると水圧で体が締めつけられます。当然、足にも水圧がかかりますが、このときにふくらはぎのポンプ作用が助けられます。それを助けるために、**お湯の中で足のマッサージも行いましょう。**

湯船で十分に体を温めたら、足を水面から上に高く上げてみましょう。そうすることで、足の血液が心臓に戻りやすくなります。

シャワーを浴びるときは、水流を強めにして足のマッサージを行うのもいいでしょう。手を使わないので疲れません。

気をつけなければならないのは、皮膚疾患がある場合です。石鹸を使わずに洗うなど、気をつけなければならない点があるので、医師の指示に従ってください。

FOOT DOCTOR

飲み薬で足のトラブルを治すことはできませんか？

残念ながら**足のトラブルは飲み薬で治すことはできません**。特に、足のむくみの先にある下肢静脈瘤は、弾性ストッキングか手術しか治療法がないといえます。

しかも、生活習慣の改善や弾性ストッキングの着用で病気の進行を遅らせることはできますが、「治す」という意味で本当に有効なのは、手術だけです。

なぜ飲み薬やサプリが効かないのかというと、足のトラブルは物理的な現象だからです。足の血行不良はふくらはぎの筋肉がうまく働いていないために起きますし、下肢静脈瘤は静脈の弁という体の組織が壊れてしまう病気だからです。

ふくらはぎの筋肉を働かせるためには、とにかくその筋肉を動かすしかありません。筋肉を強制的に動かす薬はありませんから、運動をするしか対処法がないわけです。

下肢静脈瘤になってしまうと、いったん壊れた静脈の逆流防止弁は自然に再生することがありません。したがって症状が悪化した場合、逆流を起こしている静脈を取り去ったり、何らかの方法で塞いだりするしか方法がなくなります。

たとえば下肢静脈瘤で足にコブができたら、そのコブは手術以外でなくすことができません。手術にはいろいろな方法がありますが、**悪化すると手術以外の選択肢がない**というのが下肢静脈瘤の厄介なところです。

FOOT DOCTOR

ふくらはぎがむくんでつらいときに、よいセルフケア方法はありますか？

ふくらはぎのむくみに効くのは、とにかくふくらはぎの筋肉を曲げたり伸ばしたりして動かすことです。それが一番自然にできるのが、正しいやり方での歩行です。

しかし、歩く時間がとれないとき、天気が悪くて出かけられないとき、暑さや寒さが厳しい季節など、外に出ないでなんとかしたいときもあるでしょう。

おすすめは、ふくらはぎをマッサージすることです。**足首のほうからひざに向けて、やや強めにふくらはぎをもみほぐします**。足のだるさがとれるまで続ければ、かなり効果があるでしょう。

しかし、ふくらはぎの筋肉はそれなりの硬さがあるので、握力の弱い人だとマッサージするのに疲れてしまうかもしれません。

その場合は、**５００ミリリットル入りのペットボトルに水を半分くらい入れ、勢いをつけてふくらはぎをたたくと効果があります。**

気持ちいいと感じるくらいの刺激になるように、水の量やたたく力を加減するといいでしょう。

刺激が足りないと思ったら、水の量を増やしてたたく力を強くすればいいし、刺激が強すぎると思ったら、逆に水の量を減らしてたたく力を弱めます。いろいろと試行錯誤して、自分に最適な刺激方法を見つけてください。

ペットボトルを利用したマッサージ方法は、たたくほかにもいろいろあります。底の部分を使って圧迫したり、コロコロと転がしてローラーのように使ったり、温水を入れて温熱療法に利用したりする方法が知られています。

マッサージやたたくほかに、**ただふくらはぎをさするだけでもそれなりに効果があります**。ふくらはぎを刺激して、ポンプ作用を助けてあげることで、溜まった血液の循環を促進するわけです。

外を歩けないときには、踏み台昇降や階段の上り下りという運動方法もあります。マッサージよりラクだと思えるなら、そちらを試してみてください。

ペットボトルマッサージ法

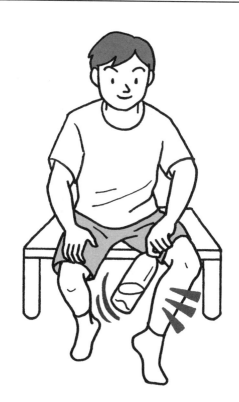

500 ミリリットルのペットボトルに水を半分くらい入れ、勢いをつけてふくらはぎをたたきます。

FOOT DOCTOR

足の甲テーピングには改善効果はあるのでしょうか？

効果には個人差がありますが、「よく効く」という人は確かにいます。

試してみて、歩きやすくなった、足がラクになったと思うのであれば、効果があったといえます。

「足の甲テーピング」で足のむくみやだるさが改善されたと書籍やテレビ番組で紹介されることがありますが、これはテーピングで歩行が改善され、アキレス腱とふくらはぎがよく動くようになったためと考えるべきでしょう。

足のトラブルの症状を緩和する第一歩は、とにかく歩くことです。しかし足の甲アーチが低くなっている、外反母趾があるなどでうまく歩けない人も少なくありません。特に足の甲アーチが低くなっている人に対しては、この足の甲テーピングを試してみると効果があるかもしれません。

とはいうものの、万人におすすめできる方法ではないので、自己責任でテストしながら効果を見定めるのがいいでしょう。

足の甲テーピングと同様の効果をもたらすものとして、靴に入れるインソールがあります。要するに**歩きやすくなる環境、歩いて痛みを感じない環境が得られればいい**わけです。

FOOT DOCTOR

弾性ストッキングとはどんなものですか？

足を圧迫して、ふくらはぎの筋肉が足の血液を心臓に戻すのを助ける医療器具のひとつです。

弾性ストッキングは、足首のあたりが一番圧迫が強くなるように作られていて、足の上のほうにいくにしたがって圧力が弱くなります。そうすることで足の血液が上に流れやすくなるしくみです。

弾性ストッキングを着用すると、ふくらはぎの筋肉が締めつけられることにより、心臓に血液を戻すポンプ作用がサポートされます。また、その部分の静脈が圧迫されることで血流が速くなり、血行がよくなります。

弾性ストッキングには医師や看護師が選定する医療用と、ドラッグストアで誰でも買えるものがあります。医療用には軽度圧迫圧、弱圧、中圧、強圧の４種類の強度がありますが、ドラッグストアで買えるものは、ほとんどが軽度圧迫圧と弱圧です。

下肢静脈瘤に対する効果としては医療用がベストですが、むくみを減らしたい、足の形を整えたいなどのニーズなら、ドラッグストアで買える製品でもいいでしょう。弾性ストッキングとはどんなものかを知る入門用にもなります。

弾性ストッキングにはさまざまなタイプがありますが、下肢静脈瘤の治療に多く使われているのは、つま先がなく、ひざ下までのストッキングタイプです。サイズは足回りの大きさでいくつか種類があります。

弾性ストッキングのデメリットとして、履きにくい、蒸れる、臭う、かぶれるといったことが挙げられます。そのあたりが不安な方は、医師と相談の上で最適なものを選ぶといいでしょう。

弾性ストッキングは起きている間に履くもので、**ふくらはぎの運動と併用することで効果を発揮します**。したがって履いただけで運動しないとか、寝ている間に履くなどはあまり意味がありません。

弾性ストッキングのしくみ

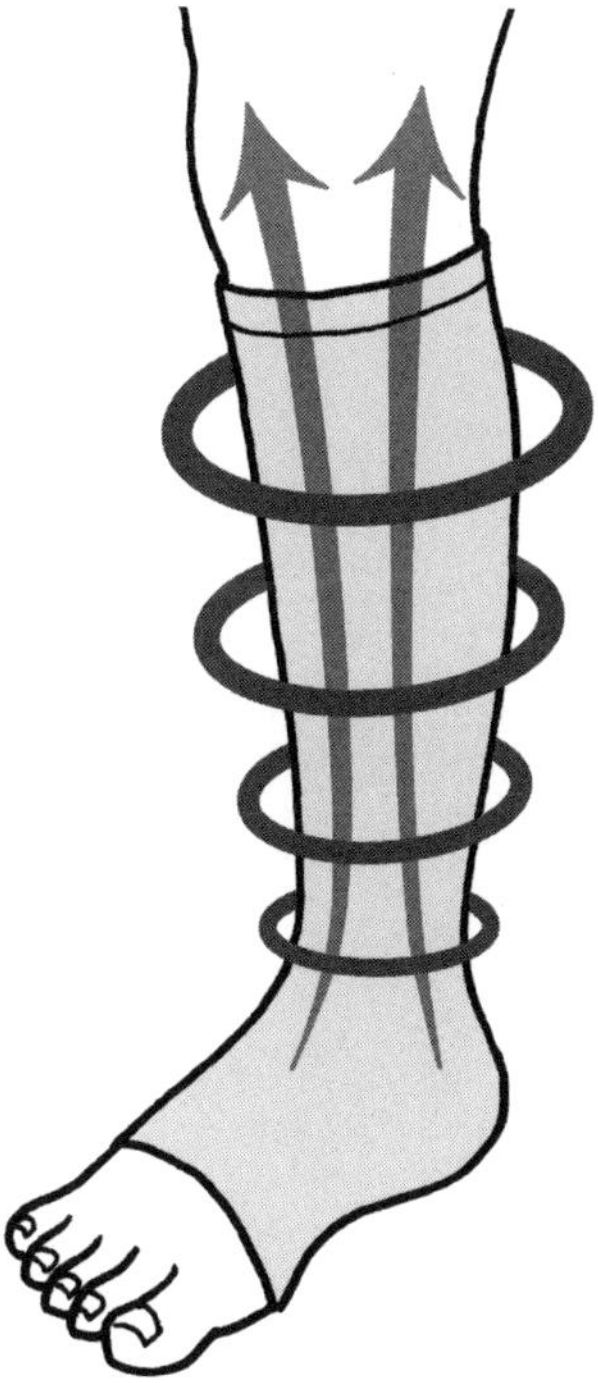

弾性ストッキングは、足首のあたりが一番圧迫が強くなるように作られていて、足の上のほうに行くにしたがって圧力が弱くなります。

FOOT DOCTOR

弾性ストッキングの上手な使い方は？

自分の体と病気の状態に合った弾性ストッキングを選び、ふくらはぎのポンプ作用を意識して、日常的に運動を欠かさないことです。

弾性ストッキングを装着すれば、**それだけで足のトラブルが治ると思っている人がいますが、それは違います。**弾性ストッキングはふくらはぎのポンプ作用を効果的にアシストするものなので、歩く、ストレッチをするなどのふくらはぎを動かす運動が欠かせません。

弾性ストッキングが履きにくい、履くと痛いなどといって、すぐにやめてしまう人がいますが、**医師や看護師とよく相談して最適なものを選び、不具合があればそのつど相談するようにすれば、だんだんと慣れていく**はずです。

通常のストッキングやタイツ、靴下とは違って圧のかかるものですから、慣れるまでは履くのに苦労するかもしれません。そのためにインナーソックスや補助スリッパ、ロール型着脱補助器具などの便利な道具もあります。

弾性ストッキングの平均的な寿命は、数カ月から半年くらいです。そのくらいたつと、破れなくても弾性が失われて圧がかかりにくくなります。そうなったら新しいものと交換します。

FOOT DOCTOR

市販のマッサージ機などは効果がありますか？

人によって違いがありますが、**確かに効果があるという人もいます。**

市販のマッサージ機、特にひざから下をエアーの力でもむ機械の中には、かなりの力で足を絞り上げるものがあります。ひどいむくみなどに悩まされている人の中には、そのような機械を愛用している人がいます。その人たちの声を聞くと、「むくみがとれる」「効果がある」「気持ちいい」といった感想が返ってきます。

ただし、ほかの民間療法と同様に、これは万人に効果があると証明されたものではないので、あくまでも自己責任で試すようにしてください。
また、かなり強い力でマッサージされるので、足の皮膚に炎症などの疾患がある場合は利用しないほうがいいでしょう。同様に、骨折、捻挫《ねんざ》などの古傷がある人も、注意が必要と思われます。

家電量販店などに行くと、健康器具のコーナーにいくつか試用機が置いてあることがあります。チャンスがあったら、それらを試してみるのもいいでしょう。メーカーのウェブサイトでデモ機が置いてある場所を探すこともできます。

一番確実なのは、知人の中で利用者を探すことです。知り合いで実際に使用している人が見つかれば、きちんとした感想が聞けるでしょう。
ネットショップのコメントは、まわし者が書いていることが少なくないので、あまり参考にはなりません。

第 3 章

QUESTION

「下肢静脈瘤かも」と思ったら

FOOT DOCTOR

下肢静脈瘤とはどんな病気？

下肢《かし》静脈瘤《じょうみゃくりゅう》とは、**足にある静脈が血液の逆流を起こすようになり、それによって生活に不具合が出る病気**です。

足がむくんだり、痛くなったり、だるくなったり、コブのような凸凹ができたり、足の表面に見苦しい模様が浮かんだり、さまざまな症状があります。

テレビの健康番組などでよく耳にするようになった病名ですが、そのわりには実態がよく知られていなかったりします。

人間の体にある血管には、動脈と静脈があります。動脈は心臓から血液を送り出すための血管で、静脈は体の各部から心臓に血液を戻すための血管です。

動脈は心臓の力強いポンプとしての圧力を受けていますが、静脈にはそれがありません。そのため、血液が逆流しないで心臓まで戻せるように、静脈の中には逆流防止の弁があります。この弁は両足で100個くらいあります。

動脈と静脈は同じような管だと思っている人が多いのですが、いろいろな違いがあります。最も大きな違いは、**動脈には弁がなく、静脈には弁がある**ということです。

年をとったり、いろいろな条件が重なったりすると、その弁が壊れて静脈内の血液が逆流することがあります。これが足の静脈で起こるのが「下肢静脈瘤」です。

足は心臓から遠く、立ったとき心臓より下にあるため、特に逆流が起きやすいのです。

静脈の弁は膜のような組織なので、大きな力を受けると簡単に壊れてしまいます。しかも、爪や皮膚とは違い、いったん壊れてしまうと再生することがありません。**弁が壊れた静脈は、もう血液を心臓に戻す役割が果たせなくなり、重力に引かれた血液が溜まって膨らみます**。それが足の凸凹になって目に見えるわけです。

心臓に送られない血液は足に溜まって、いろいろな不具合を起こします。我慢できないくらいの痛みが発生すると歩けなくなることもあるので、何らかの対応が必要になります。

動脈と静脈の違い

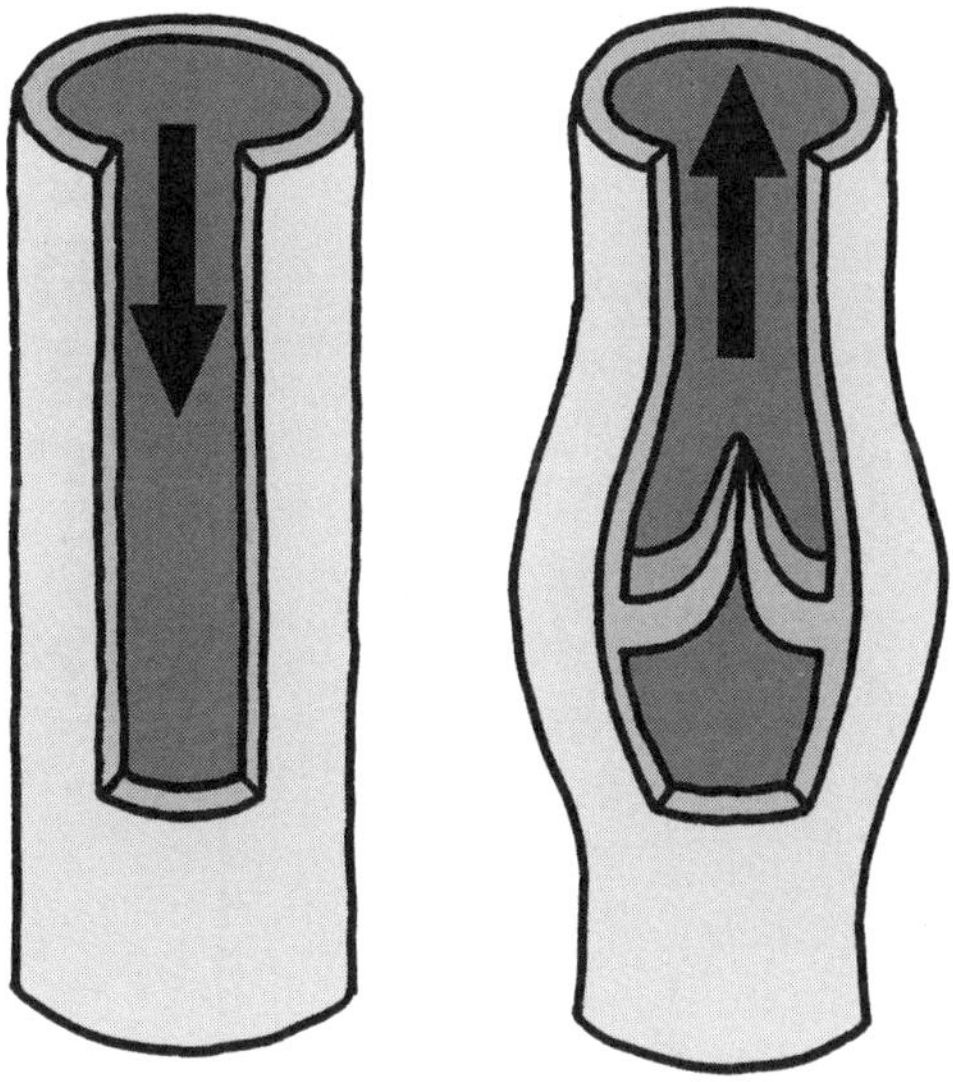

動脈は心臓からの強い血圧を受けるので、弾力性に富み、丈夫です。静脈は内部に弁があって、血液の逆流を防いでいます。

FOOT DOCTOR

下肢静脈瘤はどうやって発見する？

足の静脈に逆流があり、足にさまざまな不具合などの症状があれば、下肢静脈瘤と診断できます。

それには医師の診察が必要で、一般の方が「私は下肢静脈瘤だ」と断定するのはなかなかむずかしいのですが、疑いを持つことはできます。

たとえば**次のチェック項目のうち、半分以上が該当したら、下肢静脈瘤である可能性が高い**かもしれません。

- 親や親族に下肢静脈瘤の人がいる
- 妊娠または出産したことがある
- 仕事が基本的に立ち仕事である
- 仕事はデスクワークで座っていることが多い
- 日常的に運動不足を感じている
- 毎日の歩数が４０００歩以下
- 足がむくみやすい
- よく足が痛くなる
- 足がすぐだるくなる
- 足の血管が浮いて見える
- 足の表面が凸凹している
- 寝ていて足がつることがよくある
- 足に湿疹やかゆみがある

FOOT DOCTOR

下肢静脈瘤にはどんな症状がある？

典型的な症状は足の痛みです。足がよくつる、足がむくんで重だるいという人も少なくありません。

足がむくんで皮膚がパンパンに張ることにより、皮膚がかゆくなったり、黒ずみができたり、潰瘍《かいよう》になるといった皮膚の症状を訴える人もいます。皮膚に潰瘍ができると、そこから感染して別の病気になる可能性が出てきます。

皮膚症状まで出てくると、治療がむずかしくなるため、皮膚がかゆくなったりしたら放っておかずに医師の診断を受けたほうがいいでしょう。

軽度な下肢静脈瘤までであれば、症状が我慢できる限り、様子を見ているだけでもかまいません。痛いとか足がつるなどの症状が出たり、皮膚症状が出始めたりしたら、医師の診断を受けて治療したほうがいいでしょう。

脅かすわけではありませんが、そのまま放置すると、場合によっては傷ができてもなかなか治らなくなったり、痛みが耐えられなくなったりすることがあります。

これは違う病態なのですが、血栓症を招くことにより、**深部静脈血栓症になるリスクが高くなります**。そうなると、血栓が肺に飛んで致命的になることも可能性としては出てきます。

FOOT DOCTOR

下肢静脈瘤は放っておいても大丈夫？

現在どんな症状があるか、日ごろどのような生活をしているかによって答えが違います。

今の症状が「痛みが我慢できない」「痛くて歩けない」「夜中に足がつって安眠できない」といったような、**生活の質を下げてしまうほどであるなら、病院に行ったほうがいいでしょう。**

また、症状がそれほどひどくなくても、立ち仕事や座り仕事で1日に歩く歩数が

2000歩程度であるなら、放っておくことで症状がどんどん悪化することが予測されます。

基本的に、下肢静脈瘤は自然に治ることのない病気です。放っておいても大丈夫といえるのは、現在の症状がごく軽く、その進行がゆっくりで、しかも日常的に1日8000歩程度歩いている人の場合だけです。

もし足の皮膚に治りにくい傷ができたり、足の皮膚がとてもかゆくなったり、発疹ができたりといった**皮膚の症状が出た場合は、すぐに病院に行きましょう。**

皮膚だからと皮膚科にかかると下肢静脈瘤が見逃されてしまうことがあるので、下肢静脈瘤専門クリニックや血管外科など、下肢静脈瘤の治療ができる医療機関にかかることをおすすめします。

FOOT DOCTOR

下肢静脈瘤にはどのくらいの人がかかっていますか？

15歳以上の日本人の43％がかかっているという報告がありますから、計算すると日本人のうち1000万人以上の患者数がいることになります。この報告（平井正文・久保田仁・川村陽一他　脈管学28：415－420、1989）では、出産経験のある女性の2人に1人が発症すると述べられています。

なお、43％というのは全年齢の平均値で、30〜49歳では55％、50〜69歳では61％、79歳以上では75％と4人に3人という高率になっています。

心臓から動脈を通って足に送られた血液は、重力に逆らいながら静脈を通って心臓に戻っていきます。このとき、戻すための原動力になるのがふくらはぎのポンプ作用で、それを補助して逆流を防ぐのが静脈にある静脈弁です。

この静脈弁は静脈の内膜が変化してできたものなので、それほど丈夫ではありません。大きな圧力が加わると壊れてしまい、静脈内で血液の逆流を許すようになってしまいます。

その要因になるのが立ち仕事や座ったままの仕事、妊娠、便秘、肥満などで、加齢によって不可逆的に進行します。だから**出産経験のある女性に多く、高齢者に高率で見られる**わけです。

FOOT DOCTOR

なぜ下肢静脈瘤は女性に多いのですか?

ひとつの原因は**妊娠時に腹圧が高くなり、静脈に大きな圧がかかるため**。もうひとつは、妊娠することで**ホルモンの影響により静脈が柔らかくなり、弁が壊れやすくなるため**です。

そして、女性には立ち仕事が多いということも原因のひとつです。さらには、ハイヒールを履く人が多いことも挙げられます。ハイヒールを履くとふくらはぎをあまり使わずに歩くようになるため、ふくらはぎのポンプ作用が弱くなってしまうからです。

そもそも女性は男性に比べて筋力が弱いため、ふくらはぎのポンプ作用も弱いと考えられます。それも女性患者の多さの理由でしょう。

別の面から女性の下肢静脈瘤患者が多いことを説明する人もいます。それは、女性は男性と比較して足を見せる服装をすることがあり、下肢静脈瘤で足の美観を損ねるとすぐ病院にかかるため、統計的な数字が大きくなるというものです。

また、下肢静脈瘤には**遺伝的なかかりやすさ**も指摘されています。母親が下肢静脈瘤の場合、かなりの高率で娘も下肢静脈瘤になるというものです。これは生活習慣が似ているとか、体質が遺伝するからとか、さまざまな理由が考えられます。

FOOT DOCTOR

なぜ下肢静脈瘤は太っているとかかりやすいのですか？

肥満が下肢静脈瘤の原因になるかどうかは、実は賛否両論あります。しかし、**過度の肥満が下肢静脈瘤を引き起こすというのは、なかば定説になっています。**

太っていれば妊婦と同様に静脈の流れが悪くなりがちですし、太っている人は運動をいやがるようになります。運動しないで座ってばかりいれば、ふくらはぎのポンプ作用は弱くなります。歩くのを億劫がれば、さらにふくらはぎが動かなくなるでしょう。

また、太っている人は血液がドロドロになっていることが多いものです。ドロドロの血液は動脈硬化の原因ですが、静脈の弁を壊れやすくもします。ドロドロの血液はサラサラの血液に比べて重いため、重力の影響を強く受けます。立ち仕事が続いた場合などでは、サラサラの血液よりドロドロの血液のほうが静脈の弁に与えるダメージが大きいといえます。

下肢静脈瘤のことだけを考えると、肥満という要因は遺伝や加齢などのほかの要因と比べてそれほど重要ではないのですが、1日8000歩の散歩や同じ姿勢を続けたときのストレッチなど、体を動かすときのことを考えると、できればやせたほうがいいでしょう。

あまりにも太ってしまうと、弾性ストッキングの既製サイズでは間に合わなくなり、医師や看護師に弾性包帯を巻いてもらう必要が出てきます。それも肥満のマイナス要因です。

FOOT DOCTOR

なぜ下肢静脈瘤は便秘の人がなりやすいのですか？

便秘で溜まった便により腸が拡大し、静脈が圧迫されるからだといわれています。

また、便秘になると排便時にいきむことになりますが、それによっても腹圧が上昇し、足の静脈からの血液が上に行くのを妨げます。

便秘がちの人は水分不足になることが多く、食事に占める食物繊維も少なくなりがちです。それは血液をドロドロにするため、静脈の弁を傷めます。

さらに、便秘がちだとどうしても運動がおろそかになりますが、それはふくらはぎのポンプ作用を低下させるため、下肢静脈瘤が進行してしまいます。

便秘は、単独では下肢静脈瘤の小さな原因にすぎませんが、ほかの要因と重なると、より発症しやすくなります。

立ち仕事や座業の多い生活で、1日の歩数が多くなく、**便秘がちだと自覚している人は、特に歩くことを意識してふくらはぎのポンプ作用を高めておきましょう。**

運動することが、腸に対して適度の刺激となり、便秘の改善に役立つかもしれません。

FOOT DOCTOR

立ち仕事の人が下肢静脈瘤にかかりやすいのはなぜですか？

立ったままであまり動かない姿勢が、足の血行を悪くするとともに、足の静脈に負担をかけるからです。

特に1カ所に立ったまま動かないで、長時間働く人は下肢静脈瘤のリスクが高いといえます。調理師や理美容師、販売員などが昔から下肢静脈瘤になりやすい職業といわれてきました。その中でも、1日のうちで10時間以上も立ったままの人は、ハイリスクです。

立った姿勢は、心臓から足までの距離が最も遠く、しかも心臓が足の真上にあるため、足から心臓へと血液を戻すのが最も困難な状態です。この姿勢で動かないでいるということは、血液を戻すためのふくらはぎのポンプ作用が働かず、足の血液の重さが逆流を防ぐためにある静脈の弁を圧迫します。

静脈の弁は膜のような物質でできているため、あまり丈夫ではありません。強い力が長時間加わると、簡単に壊れてしまいます。そして、皮膚や爪のように再生しないので、一度壊れるとその部分で血液の逆流が起こります。

逆流した血液は静脈を膨張させ、蛇行させます。それが皮膚を盛り上げるので、足が凸凹になるわけです。

立ち仕事の人は、一定時間ごとに休憩して姿勢を変え、ふくらはぎを動かす運動をして足の血液を心臓に戻しましょう。立ったままでかかとを上げ下げする「かかと上げ体操」を少し繰り返すだけでも、効果があります。

FOOT DOCTOR

下肢静脈瘤は運動不足だとかかりやすいのですか？

はい、かかりやすくなります。

下肢静脈瘤は、足の血液を心臓に戻す働きが弱まることで起こります。運動不足、特に歩行などふくらはぎを収縮・拡張させる運動が足りないと、足の血液を心臓に送り出すポンプ作用が十分に働かず、足に血液が溜まりがちになります。この状態を鬱滞《うったい》といい、足のむくみやこむら返りの原因になります。

鬱滞が続くと、足の静脈にある血液の逆流を防ぐ弁にかかる負担が大きくなり、やがて弁が壊れ始めます。足の静脈には両足で100個くらいの弁があるのですが、それが壊れると血液が逆流を始め、静脈が拡張したり、蛇行したりするようになります。

また、足に溜まった血液の成分が変質して色素沈着を起こしたり、強いかゆみを発生させたり、発疹ができたりすることもあります。それがさらに進むと、皮膚が硬くなって傷ができやすくなり、その傷が潰瘍を起こしたりします。ここまでくると、かなり重症の下肢静脈瘤です。

下肢静脈瘤の原因としては、加齢や妊娠、遺伝や肥満、便秘などが挙げられていますが、運動不足もそのひとつです。加齢や遺伝は避けることができませんが、運動不足は本人の努力次第で改善できます。ぜひ**運動不足を解消し、1日8000歩を目標に歩くことを心がけましょう。**

FOOT DOCTOR

下肢静脈瘤になるとどんな不具合がありますか？

下肢静脈瘤の不具合は、大きく分けて3つです。

①足が痛い、重だるいなど日常生活での不具合
②色素沈着、炎症、潰瘍などの皮膚疾患の発生
③足が凸凹して気持ち悪いなど見た目の不具合

基本的に命に関わる病気ではないのですが、生活の質を落としてしまうような不具合があると厄介ですし、それを放置しているとさらに深刻な状態に進んでしまいます。

また、皮膚疾患まで病気が進んでいると、見た目だけでなく感染症などの心配も出てきます。出血が止まらないのも困ります。

足の見た目が悪いのも、特に女性なら我慢できないでしょう。着る服を選ぶようになりますし、銭湯や温泉に行くのも気後れしてしまうでしょう。マッサージなどの現場で、施術を断られるケースもあるそうです。ほかの人から自分の体が気持ち悪いと思われるのは、ショックですね。

しかし**難病ではなく**、**治療法もシンプル**であるため、深刻になる必要はありません。ただし弾性ストッキングを履いたり、毎日の運動を習慣づけたりする必要があるなど、ある意味で生活習慣病の治療に似た面があります。

FOOT DOCTOR

下肢静脈瘤は年齢と関係ありますか？

大いにあります。

下肢静脈瘤の原因で最大のものは、加齢です。若い人にはほとんど見られず、75歳以上の4人に3人が発症するということでも明らかでしょう。

加齢が発症の原因になるのは、次のような理由からです。

静脈の中にある血液の逆流を防止するための弁が壊れることでこの病気が起こりますが、この弁は一度壊れると再生されません。したがって年齢とともにこの病気のリスクが高くなっていきます。

一般に年をとると運動量が減っていきます。特に体のどこかが痛いなどで歩くのが億劫になると、たちまち家から出ない生活になりかねません。

下肢静脈瘤を防ぐ一番の方法は、ふくらはぎの筋肉を動かして、ポンプ作用により足に溜まった血液を心臓に押し戻すことです。ところが運動不足でふくらはぎを動かさないと、それができなくなってしまいます。

年をとっても1日に8000歩を目安に歩くこと。それも歩幅を大きめにとって、早歩きをすることです。それが下肢静脈瘤の発症や進行を抑えます。

FOOT DOCTOR

下肢静脈瘤は妊娠・出産と関係ありますか？

以前から、大いに関係があるといわれています。

妊娠・出産は下肢静脈瘤の大きな要因です。前にもふれましたが、妊娠・出産の経験がある女性の2人に1人が下肢静脈瘤にかかっているというデータがあります。

女性はもともと静脈が男性よりも柔らかく、静脈の弁が壊れやすいのですが、妊娠・出産によってそれが大きく助長されます。

まず、胎児が母体を圧迫するために腹圧が上がり、足の血液が心臓に戻りにくくなります。

そして、ホルモンバランスの変化により、静脈が柔らかくなって変形しやすくなります。

さらに、運動不足からふくらはぎのポンプ作用がうまく働かず、足に血液が溜まりやすい状態が続きます。

こうして、妊娠・出産を経験した女性は下肢静脈瘤を発症しやすくなるわけです。

ただし、出産後にふくらはぎを動かす運動を習慣にするなど、下肢静脈瘤を防ぐ生活を心がければ、発症したとしても進行を遅らせることは可能です。**足にむくみが出たあたりから弾性ストッキングを履いて運動する**ようにすれば、悪化を止めたり、遅らせたりすることができるでしょう。

FOOT DOCTOR

下肢静脈瘤は遺伝するものですか？

病気そのものが遺伝するというのではなく、静脈の状態や体質などが似ているために、親子で発症しやすいといわれています。

あるデータによれば、両親ともに下肢静脈瘤の場合は90％の発症率、片親が下肢静脈瘤の場合は25～62％の発症率、両親ともに下肢静脈瘤でない場合は20％の発症率だそうです。（Cornu-Thenard A, Boivin P, Baud J M, et al.: Importance of the familial factor in varicose disease. J Dermatol Surg Oncol 20: 318–326, 1994）

特に母親が下肢静脈瘤で、立ち仕事をしている女性は、かなりの確率で下肢静脈瘤にかかるといわれます。

しかし、親が下肢静脈瘤でも、あきらめる必要はありません。病気が発症する前から、**足をよく動かす運動を続けることで、下肢静脈瘤を遠ざけることは可能です。**

足がむくむ、足がよくつる、午後から夕方になると足がだるくなるといった自覚症状がある人は、下肢静脈瘤の危険信号だと思って、対策を始めるべきです。その段階から弾性ストッキングを使いながら足の運動をすればいいでしょう。

FOOT DOCTOR

下肢静脈瘤は命に関わる病気ですか？

基本的には、**命に関わることはありません**。

ただし、一般的に下肢静脈瘤が発生する表在静脈だけでなく、深部静脈にもトラブルが出ていると、そうとは言い切れなくなります。深部静脈はエコノミークラス症候群の発生現場でもあり、ここの逆流防止弁に支障があると、治すのが非常に厄介だからです。

以前は手術で深部静脈の弁を修復することもありましたが、現在はあまり行われなくなりました。その理由は、その手術が血栓の発生源になることがあるためです。深部静脈に発生した血栓が肺の血管を詰まらせるのが、エコノミークラス症候群です。これは即死を招くことがあり、とても恐ろしい病気です。

ですから、今は深部静脈の手術は行わず、ひたすら弾性ストッキングを使っての運動療法に頼るようになっています。

下肢静脈瘤は命に関わらない病気ですが、それには**「深部静脈に問題がなければ」という条件がつく**ことを知っておいてほしいと思います。

FOOT DOCTOR

静脈に弁があるということを初めて知りました

多くの人が、動脈と静脈は同じような管でできていると思っていますが、それは違います。

動脈は心臓の力強い拍動で送り出される血液を受け止めるために、弾力に富み、とても丈夫にできています。

一方、静脈は動脈に比べると薄くできていて、わずかな圧力の差で血液を心臓に戻せるような作りになっています。そして最も大きな違いは、静脈には逆流を防止する弁がついていることです。

よく考えてみれば、立っている人間の場合、足は心臓よりも下にあります。それなのに、心臓から足に送られた血液は重力に逆らって心臓に戻っていきます。送り返すための原動力がなさそうに見えるのに、それが起こるのは不思議です。

その答えは、静脈に逆流防止弁があることと、ふくらはぎの筋肉が心臓と同じ働きをしていることにあります。

歩くことなどでふくらはぎの筋肉が収縮と弛緩を繰り返すと、そこに挟まれた静脈内の血液が、押されて上に送られます。弁があるため、下に逆流することはありません。

ふくらはぎの筋肉があまり動かず、静脈にある弁が壊れると、下肢静脈瘤になります。この病気を理解するためには、静脈と動脈の違いを知ることが必要不可欠です。

FOOT DOCTOR

将来歩けなくなったりしますか？

歩けなくなることはありませんが、**症状が悪化して歩行困難になる可能性はあります。**

糖尿病からくる壊疽《えそ》を連想してしまう人が少なくないせいか、この質問をする人が結構います。しかし、下肢静脈瘤で足が腐ったり、悪化して切断したりするようなことはありません。

最も悪くなった場合、皮膚疾患が悪化して潰瘍ができてしまうことがありますが、それでも歩けなくなることはないでしょう。ただし、そうなったら治療にはかなりの時間がかかります。下肢静脈瘤は皮膚疾患の手前で止めておきたいものです。

歩けなくなるかどうかを心配するよりも、いまこの瞬間に下肢静脈瘤が進行するのを止めるために歩きましょう。

扁平足や外反母趾といった足のトラブルがある人は、それを緩和、補正する器具や靴を選び、しっかり歩くようにすることです。

歩かないことは下肢静脈瘤だけでなく、全身の健康状態を悪くします。健康維持のためにはとにかく歩くこと。**歩くよりも効果的な運動はありません。**

FOOT DOCTOR

自然に治ることはないですか？

自然に治ることはありません。放置しないで対策を考え、実行しましょう。

下肢静脈瘤は静脈内の弁が壊れることで発症します。その弁は再生しないので、自然に治ることはありません。また、**薬を飲んで治すこともできません。**

治療法は、運動、圧迫、手術の3通りしかありません。運動は1日8000歩を目安に歩くこと。圧迫は弾性ストッキングなどを使用して足に圧をかけ、血液を心臓に戻す手助けをすること。手術は壊れてしまった静脈を除去して血液の逆流を防ぐことです。

病院に行かずに治したいという患者さんはたくさんいますが、病院に行かないのなら、とにかく運動してふくらはぎの筋肉をよく動かすしかありません。歩くのが一番ですが、踏み台昇降や階段歩き、ストレッチやマッサージも有効です。

それでも下肢静脈瘤の症状が出てしまったら、自分でドラッグストアに行き、適当な弾性ストッキングを選んで履くしかありません。あとは、その時点であきらめて医師の診察を受けることです。

病院に行けば、最適な弾性ストッキングを選んでもらえますし、さらに症状が悪化したときには手術などで対応もしてくれます。

とにかく、**自然に治ることはない**ということを肝に銘じてください。

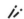

FOOT DOCTOR

脳梗塞、心筋梗塞の原因になりますか？

その心配はありません。

血栓が脳や心臓に飛んで命を脅かすイメージがあるのかもしれませんが、下肢静脈瘤で血栓ができたとしても、それが脳や心臓に飛んでいく心配は無用です。

血栓が命に関わるのは、エコノミークラス症候群です。これは下肢静脈瘤ができる血管とは別の深部静脈という太い静脈にできた血栓が原因です。それが肺に飛んで血管を詰まらせ、しばしば患者を即死させます。

では絶対に下肢静脈瘤はエコノミークラス症候群と関係がないかといえば、まったくのゼロではありません。しかし、めったに起こらないことですから、それを心配する必要はないでしょう。

確率の低いことを心配するよりも、命に関わらないのだから安心して対応するほうが精神衛生にはいいはずです。とにかくこの病気はシンプルなのですから、ふくらはぎのポンプ作用を活性化させることだけを考えて、毎日の生活を楽しみましょう。

もしも症状が悪化しても、**日帰りで手術ができる病気**です。深刻になる必要はありません。

FOOT DOCTOR

血のかたまりが心臓や脳に飛ぶことがあると聞きましたが？

安心していただきたいのですが、はっきりいって、**下肢静脈瘤はそれらの原因にはなりません。**

体のどこかでできた血栓が血流に乗ってどこかの血管に運ばれ、その部分を詰まらせてしまうことがあります。それが心臓や脳に起こると、心筋梗塞や脳梗塞と呼ばれる病気となり、しばしば命に関わります。

下肢静脈瘤についてよくある誤解は、下肢静脈瘤が血栓の発生源となり、心筋梗塞や脳梗塞の原因になるというものです。

誤解が生まれた原因は、かつて流行語ともなった「エコノミークラス症候群（静脈血栓塞栓症）」と下肢静脈瘤が混同されることにあります。エコノミークラス症候群は長時間同じ姿勢でいることによって深部静脈に血栓が生じ、それが肺に飛んで肺血栓塞栓症を起こし、場合によっては患者が即死してしまうものです。

しかしエコノミークラス症候群で血栓を生じるのは、深部静脈という太い静脈です。下肢静脈瘤はもっと細い表在静脈という静脈で発生しますから、下肢静脈瘤があるからといって血栓の心配をする必要はありません。

とはいっても、下肢静脈瘤がある人は、足の内圧が高いと考えられるため、**エコノミークラス症候群のリスクも高い**といえます。水分不足を避け、同じ姿勢でいるときには適度に運動やストレッチを取り入れるのがいいでしょう。

FOOT DOCTOR

「足が凸凹」といわれるのがいやなので、なんとかできないでしょうか

下肢静脈瘤の可能性もありますが、断定はできません。気になるようなら医師の診察を受けましょう。

足の静脈にある逆流防止弁が壊れることによって起こる下肢静脈瘤では、しばしばふくらはぎなどにコブ状の凸凹ができます。スムーズに心臓に戻っていかなくなった血液が滞留することにより、血管が膨れ上がってしまうためです。

しかし、足の凸凹がすべて下肢静脈瘤だと断定することはできません。たとえば、

医学用語ではありませんが、セルライトと美容の世界で呼ばれる脂肪のかたまりも凸凹の原因のひとつです。

セルライトは脂肪代謝不良により起こるもので、蓄積して肥大化した脂肪細胞に老廃物がからみつき、繊維状の物体になって足やお尻を凸凹にするものです。しかし病気ではないため、医師が治療するものではありません。

また逆に、下肢静脈瘤になっているのに、足が凸凹にならない例もたくさんあります。

足が痛い、だるい、むくんでいる。でも凸凹は見られないという下肢静脈瘤もあるので、心配なら医師の診断を受けてください。**超音波エコーで血液の流れを見れば、下肢静脈瘤かどうかはすぐにわかります。**

FOOT DOCTOR

午後になると足がだるくて疲れます。下肢静脈瘤では？

下肢静脈瘤の可能性もありますが、疲れや運動不足かもしれません。別の病気の可能性もあり、簡単に断定はできません。

立ち仕事や長時間座ったままの仕事をしている人の多くが、「足がだるい、重い」といいます。この中には下肢静脈瘤の人もいるのですが、下肢静脈瘤を発症する前の状態でもそういう症状が出てきます。

足は心臓よりもはるか下に位置するため、足に回ってきた血液を心臓に戻すのは大変です。その役割を果たすのがふくらはぎの筋肉で、そのためふくらはぎは「第2の心臓」と呼ばれるのですが、この筋肉が疲れてしまい、硬くこわばってくると、血液の循環が悪くなります。

それにより溜まってしまった老廃物が足のだるさを感じさせるのです。

この状態を放置しておくと、下肢静脈瘤になる可能性が高まります。**同じ姿勢を長く続けたら、定期的に足を動かす運動をしましょう**。

ふくらはぎやアキレス腱を動かすことで、そのような足のだるさはある程度解消できるので、やってみるといいでしょう。

また、甲状腺の機能障害でも足のだるさを感じることがあるようです。足の運動でだるさが解消しない場合は、医師の診察を受けましょう。

FOOT DOCTOR

深夜や明け方によく足がつります。これは下肢静脈瘤なのですか？

頻繁に足がつるなら**下肢静脈瘤の可能性もあります**。しかし、健康な人でも足がつることはよくありますし、ほかにも原因はたくさん考えられます。

「足がつる」、別名「こむら返り」は、意図せずに足の筋肉が収縮、けいれんすることで起きるもので、スポーツの最中や睡眠中に発生します。

足がつると激しい痛みを伴うので不快ですし、睡眠中などはびっくりして対処法がわからず、しばらく痛みと戦わなくてはなりません。

足がつる原因は、いろいろあります。

- 激しい運動をした
- たくさん汗をかいた
- 立ちっぱなし、座りっぱなしで長時間過ごした
- お酒やコーヒーの飲みすぎ
- ハイヒールを履いた
- 栄養バランスの不良
- 更年期などによる冷えやむくみ

ときどき起こる場合は、あまり心配する必要はありません。しかし**頻繁に起きるようになったら、病気の可能性があります**。下肢静脈瘤もそのひとつですが、ほかにも糖尿病や椎間板ヘルニア、動脈硬化、腎疾患、脳梗塞などである可能性もあります。まずは医師の診察を受けましょう。

FOOT DOCTOR

足がかゆくてかくと血が出ます。下肢静脈瘤では？

下肢静脈瘤による皮膚疾患の可能性もありますが、そのほかの病気かもしれません。

「皮膚がかゆい、かくと血が出る」と聞いただけで考えつく病気は、たくさんあります。まず推測されるのが、じんましんやかぶれ、皮膚炎などの皮膚の病気・トラブルです。疥癬《かいせん》や水ぼうそうなどの感染症の疑いもあります。

内科的な原因で皮膚がかゆくなることもあります。食物アレルギーや腎不全、花粉症、乾癬《かんせん》などでもかゆみの症状が出ることがあります。肝臓障害で黄疸《おうだん》が出ると、強いかゆみを伴います。かゆい部分が黄色くなっていたら、肝臓の病気を疑いましょう。

足の指の間がかゆい場合は、水虫の疑いもあります。

それらの疑いのひとつに、下肢静脈瘤による皮膚疾患があります。多くの場合、皮膚に症状が出る前に、足が痛い、重だるい、足がよくつるなどの典型的な症状があるはずなので、そちらの症状があるかどうかを確認してください。

ただし、**足の痛みなどを伴わない下肢静脈瘤も存在します**。かゆみなど皮膚のトラブルでは皮膚科にかかることが多いと思いますが、皮膚科で症状が改善しない場合は、下肢静脈瘤を疑ってみる必要もあるでしょう。

FOOT DOCTOR

足にクモの巣みたいな模様が。下肢静脈瘤では？

下肢静脈瘤の一種である可能性がありますが、皮膚疾患がクモの巣状に見えることもあります。

下肢静脈瘤という病気が一般によく知られるようになったので、足の凸凹や血管の模様をすぐ下肢静脈瘤と判断する患者さんが増えてきました。もちろん、下肢静脈瘤が原因のことも多いのですが、それ以外のものである可能性もあり、素人判断による思い込みはよくありません。

足にクモの巣状の模様が浮き出る現象は、それが血管なら下肢静脈瘤、皮膚の色素沈着によるものなら、リベドーと呼ばれる皮膚科の病気です。

下肢静脈瘤でクモの巣状の模様ができるのは、足の毛細血管が拡張し、皮膚を通して太くなった血管が見えるようになるからです。皮膚病なのか、下肢静脈瘤なのかは、押してみて一瞬模様が消えるかどうかでわかります。消えれば血管、消えなければ皮膚障害です。

クモの巣状の下肢静脈瘤は、健康保険で治療するなら硬化療法、保険適応外ならレーザー治療があります。

FOOT DOCTOR

足の皮膚に変色している部分ができて困っています

皮膚科の病気の可能性もありますが、下肢静脈瘤や鬱滞（足の血液が心臓に戻らずに足に溜まった状態）が色素沈着を招き、皮膚が変色して見えているのかもしれません。**下肢静脈瘤による色素沈着は、くるぶしのあたりによく見られます。**

皮膚の症状のほかに、足が重だるい、足がつる、足が痛い、足がしびれるなどの症状もあるのなら、下肢静脈瘤を疑ったほうがいいでしょう。

皮膚の疾患だからと皮膚科を受診した結果、なかなか治らないというケースもあります。また、皮膚科の先生から私たちの病院に「下肢静脈瘤では？」と紹介されてくる患者さんも多くなっています。

下肢静脈瘤で足の皮膚の色が変わるのは、心臓に戻りきらずに足に溜まった血液の色素が皮膚に出ているからです。その状態になる前に、赤い発疹が見られることがあります。

色素沈着を起こした皮膚は硬く、厚くなり、弾力性が失われているために傷がつきやすくなっています。こすったりして傷ができると、なかなか治りませんし、悪化して潰瘍になってしまうことも少なくありません。

下肢静脈瘤は、症状がひどくなければ経過観察でもいい病気ですが、**皮膚に症状が出た場合は放置せずに医師の診察を受けましょう。**

FOOT DOCTOR

足の皮膚がやけどのようになっています。どうすればいいのでしょうか？

特にやけどの原因が思い当たらないのであれば、まずは医師に診せたほうがいいでしょう。足首の内側、くるぶしあたりが患部である場合は、**下肢静脈瘤が原因の皮膚疾患である可能性もあります。**

下肢静脈瘤による皮膚疾患が足首に多いのは、足首のあたりが最も心臓から遠く、しかも脂肪の少ない部分だからです。皮膚の弾力性がもともと少ないために、疾患を起こしやすいといえます。

この状態がさらに悪化すると、鬱滞性皮膚潰瘍《うったいせいひふかいよう》という下肢静脈瘤で最も重い合併症になります。皮膚がただれてしまい、赤黒くえぐれて出血したり、異臭がしたりすることもあります。

出血がひどい場合は圧迫して血を止める必要があります。いずれにせよ、この状態になってしまったら、病院に行って下肢静脈瘤の根本治療をする必要があります。多くの場合は弁が壊れた静脈を手術で除去することになります。

糖尿病性神経症などで足の感覚が鈍くなっていると、足がこのような状況になっているのを発見するのが遅くなり、治るのに時間がかかることがあります。

下肢静脈瘤に限らず、**糖尿病の人は日ごろから足の観察をこまめにする必要があります。**

FOOT DOCTOR

下肢静脈瘤と間違えやすい病気はありますか？

下肢静脈瘤に似た症状を起こす病気はたくさんありますが、医師による診断はシンプルなので、間違える可能性はほとんどありません。

問題なのは、医師の診断を受けないで「自分は下肢静脈瘤だ」と思い込んでしまうことです。

下肢静脈瘤はほとんど命に関わるようなことはない病気ですが、ほかの病気なのに下肢静脈瘤と思い込み、治療が遅れてしまうのは問題です。

たとえば腎臓や肝臓の疾患、脳梗塞といった命に関わる病気の場合も、下肢静脈瘤に似た症状を呈することがあります。足がつる、足がだるい、足がかゆいなどです。心配になったら、ぜひ医師の診察を受けましょう。

間違えやすいという点では、足の凸凹、クモの巣状の模様の原因になるほかの病気も頭に入れておきましょう。別の項目で解説した「セルライト」や「リベドー」などがあります。

仮に下肢静脈瘤ではなく、**単なる足の疲れだったとしたら、今のうちに下肢静脈瘤になるのをできるだけ防ぎましょう**。

長時間の立ち仕事や座り仕事の場合には休み時間を入れてふくらはぎやアキレス腱の運動をして、血行をよくすることです。足のトラブルを予防して健康維持に役立ちます。

FOOT DOCTOR

下肢静脈瘤の合併症はありますか？

皮膚にさまざまな障害を起こすことが知られています。

下肢静脈瘤になると足の血流が悪化します。それにより、足の皮膚にさまざまな問題が出てきます。おもなものとして次の病気が知られています。

・血栓性静脈炎

静脈瘤の中の血液が凝固することにより、炎症を起こします。コブのところが赤く腫れ、熱を持って痛みます。

・鬱滞性皮膚炎

皮膚の血液循環悪化により、皮膚がかゆくなり、炎症を起こします。重症化すると鬱滞性潰瘍に進みます。

・色素沈着

皮膚に血液がしみ出し、皮膚の色が変わります。かゆみを感じることもあります。

・鬱滞性皮膚潰瘍

ちょっとしたことで皮膚が傷つきやすくなり、ただれます。下肢静脈瘤の最も重い合併症といわれています。

FOOT DOCTOR

下肢静脈瘤と生活習慣病との関係はありますか？

下肢静脈瘤が生活習慣病を招くことはありませんが、**生活習慣病の要素因子は下肢静脈瘤のリスクでもあります。**

たとえば肥満や運動不足は糖尿病や高血圧を招きやすいといわれますが、それは下肢静脈瘤にも共通しています。肥満は足の静脈にかかる圧力を高め、運動不足はふくらはぎのポンプ作用を低下させるからです。

太ると運動するのが億劫になり、運動不足は肥満を助長しますから、悪循環になります。

また、加齢も下肢静脈瘤の原因になりますが、生活習慣病も年齢とともにかかるリスクが高まります。相互の関係はなくても、原因と結果の関係が並行していると見ることができます。

つまり、**生活習慣病の予防は、かなりの部分が下肢静脈瘤の予防につながっているということです。**特に、日ごろから適度な運動を欠かさず、肥満防止に気をつけることは大切です。

第 4 章

QUESTION

診察、手術について聞きたいこと

FOOT DOCTOR

下肢静脈瘤で病院にかかるときは何科？

下肢静脈瘤《かしじょうみゃくりゅう》を専門にしているクリニックであれば、何科であるかはあまり関係ありません。

というのは、現代の医療は専門性が高まっているため、専門以外の病気に対して適切な対応ができない可能性があるからです。

初めての病院を受診する際は、まずホームページやパンフレットなどでそこが下肢静脈瘤の治療を専門にしているかどうかを確かめてください。血管外科、形成外科、心臓血管外科などの科がある病院なら、可能性が高いと思います。

ただし、情報が古くて今はその治療を行っていない可能性もありますから、念のため電話などで確かめてみるのがいいでしょう。

最近では、専門領域の異なるドクターを配置して、幅広い対応ができるようにしているクリニックも増えています。

たとえば、私の所属している下北沢病院は「足病総合センター」として血管外科、形成外科、整形外科、内科、皮膚科のドクターが連携し、さまざまな足のトラブルに対応しています。

これだと、「足が痛くて歩けない」といった症状の患者さんに対して、正確な診断と治療を行うことが可能になります。

FOOT DOCTOR

やはり下肢静脈瘤の専門医に診てもらうのがいい？

下肢静脈瘤にかかっている患者さんは、下肢静脈瘤の専門医に診てもらうのが最善です。

ただし、それは現在の症状が下肢静脈瘤によるものであるとの診断がついてからの話です。

したがって、まずは自分の症状をかかりつけ医や最寄りのクリニックで診察してもらい、下肢静脈瘤なのかどうかを判断してもらう必要があります。

しかし、すでに自分で「下肢静脈瘤かもしれない」と疑っているのであれば、いきなり専門医を受診してもいいでしょう。

下肢静脈瘤かどうかは、立った状態で**静脈の超音波エコーを撮ればすぐにわかります。**静脈を流れる血液に逆流が見られれば、その瞬間に下肢静脈瘤との診断がつくからです。

さらに細かく調べるためには、足のCTやMRIを撮るなどの精密検査が必要になりますが、まずは超音波エコーが診断の入口です。

その後に、症状と病気の進行具合を調べ、適切な治療方法を考えることになります。基本的に、下肢静脈瘤の治療方法は大きく分けて「運動療法」「圧迫療法」「手術」の3つです。

FOOT DOCTOR

下肢静脈瘤の専門医からはどんな診察・検査をされますか？

下肢静脈瘤の診察では、まず症状のある足を見せてもらい、静脈瘤の存在と広がりを確認します。ここで血管の凸凹が視認できたり、皮膚の色素沈着や湿疹、潰瘍が見られたりすると、ほぼ間違いなく下肢静脈瘤です。

次に立ったままの状態で超音波エコーによる検査を行います。超音波を当ててその跳ね返りを調べることにより、静脈を流れる血液に逆流があるかどうかがわかります。足の見た目に異常がなくても、**この検査で逆流が認められれば、下肢静脈瘤です**。

さらに詳しく調べるには、より精密な超音波エコーによる診断を行います。「カラードプラー法」と呼ばれるもので、血液の流れを色分けして表示し、血管内の様子を画像で診断するものです。

足の静脈の機能を調べるには、「容積脈波検査」を行います。血圧測定のときに使うような道具を足に巻き、空気を送って圧力をかけます。その状態でつま先立ちなどの運動をしてもらい、静脈の容積やその変化などを詳しく調べます。

さらに詳細な状況を見るために、足の静脈のCTやMRIを撮ることもあります。こうして足の静脈の弁がどのくらい壊れているか、下肢静脈瘤の進行がどの程度か、ふくらはぎなどのポンプ作用がどのくらい働いているかを調べ、**患者さんにとって最適な治療法を決定していきます。**

FOOT DOCTOR

下肢静脈瘤にはどんな治療がありますか？

下肢静脈瘤は足の静脈にある弁が壊れることにより起こります。**この弁は自然に修復されることはなく、人工的に置き換えることもできません。**

したがって、現在ある治療法は、病気の進行を遅くすることと、悪化した症状の原因となっている静脈を部分的に除去したり、閉塞したりすることになります。

病気の進行を遅くするには、静脈にかかる負担を軽減するのが一番です。そのひとつが運動療法で、歩くことなどでふくらはぎの筋肉をよく動かし、静脈の血液を心臓に戻すポンプ作用を活発にします。

もうひとつは圧迫療法で、弾性ストッキングという医療器具を履くことにより、足に圧力をかけて静脈の血液が心臓に戻るのを助けます。ただし、弾性ストッキングは運動療法と併用するのが原則です。ただストッキングを履いただけでは、効果はありません。弾性ストッキングにはタイプの違いや足にかかる圧力の程度により、いろいろな種類があります。圧力の弱いものはドラッグストアなどでも購入できます。

現在の症状が生活の質を著しく落としている場合や、皮膚に重大な疾患が起きてしまっている場合などでは、弁の壊れた静脈を取り去ったり、レーザーで灼いて塞いだり、薬品で固めてしまったりする手術を行います。

手術にはいくつか種類があります。それぞれ特徴が違うので、医師とよく相談してみてください。

FOOT DOCTOR

それぞれの治療法のリスクを教えてください

まず**運動療法ですが、これにはリスクはあまり考えられません。**歩くというのは人間の基本動作で、これの不足によるリスクはいくらでもありますが、歩くことで失うのは時間くらいです。ただし、歩きすぎによって足を痛めてしまうことがありますから、1日8000歩くらいのペースに留めておきましょう。

続いて圧迫療法ですが、**弾性ストッキングの正しい選び方と使い方を守らないと、思うような効果が得られなかったり、痛みを感じたりすることがあります。**

弾性ストッキングのリスクとしては、履きにくい、皮膚にかぶれや水疱ができることがある、足に食い込んで痛いといった不具合が発生する可能性があることです。

最後に手術です。最近の手術は傷口が小さいのが特徴ですが、それでも体に傷をつけて医療器具を入れるので、それなりに体の負担となります。また、手術の方法それぞれに対して合併症が発症することがあります。

たとえば血管内治療を行うレーザー焼灼術では、血栓症、皮膚熱傷、動静脈瘻《どうじょうみゃくろう》、色素沈着などが起こり得ることが報告されています。

また、手術で完全に治ると思われている方には申し訳ないのですが、弁が壊れた静脈を手術しても、また別の静脈で弁が壊れれば、下肢静脈瘤は再発します。したがって、**手術後は弾性ストッキングを履いての散歩など、再発防止のための努力が欠かせません。**

FOOT DOCTOR

下肢静脈瘤は医者にかからないと治りませんか？

医者にかかっても治らない、というのが現実です。私たちができるのは、痛い、かゆい、しびれる、だるい、歩けない、不快でつらいといった現状を改善するための最適なお手伝いをするだけです。

下肢静脈瘤は、二足歩行を始めたときから、人類の宿命として存在する病気です。心臓より下に体の大きな部位である足を二本ぶらさげているため、常に足先から心臓へ血液を戻す必要がありますが、そのためには歩くことなどでふくらはぎの筋肉を伸び縮みさせなければなりません。

ところが現代人はあまり歩かなくなり、長時間立ったまま、座ったままで仕事をすることが多くなっています。さらに肥満や便秘などで静脈からの血液の戻りを阻害する要因が増えて、下肢静脈瘤の患者さんが増加しているわけです。

ここでしっかり認識していただきたいのは、次の点です。

- **下肢静脈瘤は人類の宿命であり、だれもがいずれかかる病気である**
- **下肢静脈瘤は足の静脈にある弁が壊れて発症し、治らない**
- **医者ができるのは、病気の進行を遅らせることと、壊れた静脈を取り除くこと**
- **手術をしても完治したわけではなく、再発を防ぐ生活面での努力が必要**

FOOT DOCTOR

何もしてくれませんが医者を代えたほうがいいですか？

「何もしてくれない」というのが何を意味するのか、よくわかりませんが、現在のところで**我慢できない症状のつらさがあるのなら、別の医師のところに行ってもいいでしょう。**

下肢静脈瘤の患者さんにはいろいろなタイプの方がいます。

たとえば、足のふくらはぎに立派な静脈瘤ができていて、足が凸凹になっているのに、痛みやだるさなどの症状がない人がいます。

こういう人はおそらく足の筋肉がよく発達していて、運動も適度になされているため、ふくらはぎのポンプ作用がそれなりに行われているのでしょう。

そういう方は無理して弾性ストッキングを履く必要はなく、運動療法を適切に続けるように指導しながら、経過観察をします。そして、痛みなどの症状が出てきたら、治療を前に進めます。

このような方から見ると、「医者が何もしてくれない」と思えてしまうのかもしれません。**そう思ったら、医師と十分に話し合うことです**。

また、症状がなくても足の見た目が不愉快で、なんとかしたいと考えられる患者さんもいます。私たちからすすめることはありませんが、そういう方を手術することもよくあります。

FOOT DOCTOR

足のむくみはよくなりますか？

日常的な運動で改善できます。

足のむくみは鬱滞《うったい》といって、心臓から送られてきた血液が戻りきらずに足に溜まってしまうことで起きます。下肢静脈瘤を発症していなくても、ふくらはぎのポンプ作用が不十分な場合によく起きます。

むくみと肥満の見分け方は、ふくらんだ部分を指で圧迫したとき、凹みがすぐに戻るかどうかです。すぐに戻るなら肥満、なかなか戻らないならむくみです。

むくみを改善するには、まずふくらはぎのポンプ作用を活発にさせることです。一番いい方法は、1日8000歩を目安に歩くこと。歩くことでアキレス腱が伸び縮みし、ふくらはぎの筋肉がアコーディオンのように収縮と拡張を繰り返して、心臓に力強く血液を送り返してくれます。

また、25ページで紹介した「かかと上げ体操」、53ページで紹介した就寝時に足を高く上げる方法、91ページで紹介した「ゴキブリ体操」などを併用すると、より効果的です。

それだけでは不足の場合は、**弾性ストッキングを併用しながら運動**します。弾性ストッキングが足に圧力をかけてくれるので、ふくらはぎのポンプ作用がさらに高まります。

足のむくみを効果的にとるには、正しい歩き方が欠かせません。かかとから着地して足の親指で地面を蹴る歩き方で、歩幅はやや広め、速度はやや速めにします。ハイヒールを履いているとふくらはぎの動きが悪くなるので、**むくみが出ている人はハイヒールを履くのをやめましょう**。

また、外反母趾などの足のトラブルがあると歩きにくくなるので、靴を選んだり、インソールなどの補助具を適切に使用したりするといいでしょう。

足のむくみをとる歩き方

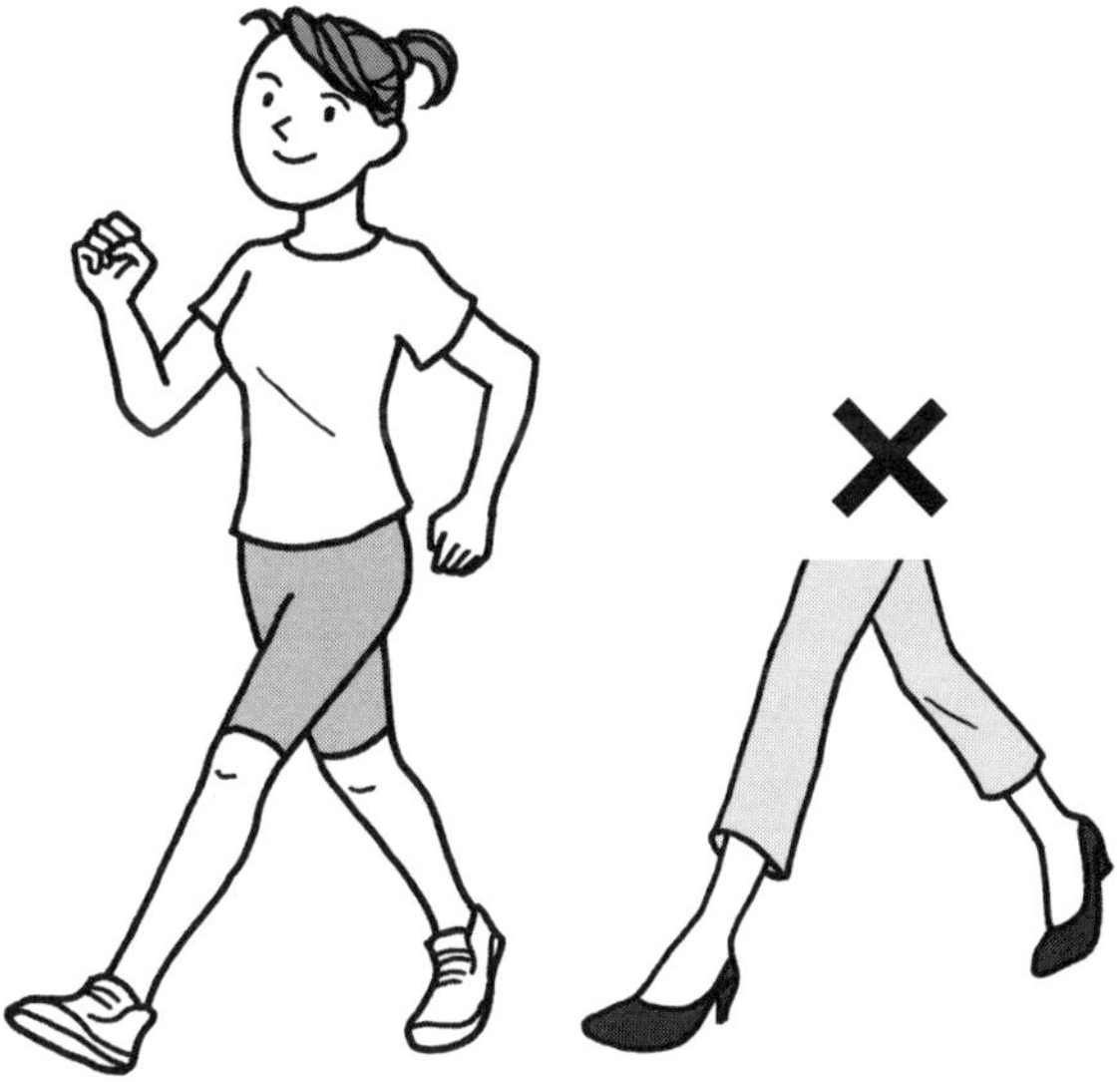

アキレス腱とふくらはぎがよく動く歩き方を心がければ、足は健康になります。ハイヒールはふくらはぎの動きを悪くするので、避けましょう。

FOOT DOCTOR

色素沈着、シミ、湿疹は治りますか？

下肢静脈瘤を治療すれば快方に向かいますが、時間がかかることがあります。

下肢静脈瘤や鬱滞で血液が足に溜まると、皮膚にさまざまな疾患が出ることがあります。そのひとつが足のくるぶしあたりによく発生する色素沈着、シミ、湿疹などの皮膚疾患です。

原因は、足に溜まった血液中の色素がくるぶしのあたりに沈着するためです。赤血球が壊れてできたヘモジデリンという物質は、鉄さびのような色をしています。

これが沈着することで皮膚が鉄さび色になります。

鉄さびの汚れが衣類などに付着すると取れにくいように、いったん色素が沈着してしまうと、下肢静脈瘤の治療を行っても、元通りになるまでにかなりの時間がかかります。

ヘモジデリンは生体内では異物として認識され、白血球が攻撃します。このとき、炎症が起き、激しいかゆみを伴うのですが、この段階で下肢静脈瘤の治療を行えば、色素が沈着してからよりも回復が早くなります。

皮膚に症状が出た下肢静脈瘤は、手術による治療が必要になる場合が多くなります。手術を避けるためには、皮膚に症状が出る前に圧迫療法と運動療法で病気の進行を遅らせる必要があります。

FOOT DOCTOR

圧迫療法とはどのようなものですか?

弾性ストッキングや弾性包帯を用いて足に圧力を加え、足から心臓への血液の戻りを助けるものです。これにより、足の静脈にかかる負担を減らし、静脈内の弁が壊れることを遅らせます。

弾性ストッキングにはさまざまな形状と大きさ、かかる圧力の強さなど、たくさんの種類があります。

病院でサイズを測り、最適なものを選択するのがベストですが、まずは試してみたいというのであれば、ドラッグストアなどで売られているものを購入してみてもいいかもしれません。

ドラッグストアで売られている製品は軽度圧迫圧と弱圧のものが多いので、サイズと形状が合っていれば、圧迫が強すぎて困ることはないでしょう。

弾性包帯は肥満体の方などで市販の弾性ストッキングに適用できるサイズがないときに使います。弾力性のある包帯で足をぐるぐる巻きにして、弾性ストッキングと同様の効果を発生させますが、強く巻きすぎると皮膚に炎症を起こすなどの不具合が出ることもあるので、注意が必要です。

特に、糖尿病の神経障害などで足の感覚が鈍っている場合は、普通の人が痛いくらいに強く巻いても本人が気づかないことがあるので、そういう人は自分で巻かないようにするほうがいいでしょう。

FOOT DOCTOR

弾性ストッキングを使わない方法はありますか？

弾性ストッキングは、下肢静脈瘤の患者さんにすすめる第一選択の治療です。これを使わないのであれば、その分頑張ってふくらはぎの運動をしていただく必要があります。

あるいは寝たままで生活するという極端な選択もあり得ます。下肢静脈瘤は足を心臓より下にして生活することで進行する病気だからです。

しかし、それでは仕事や暮らしに支障が出るでしょう。寝たきりということで別の問題が生じるかもしれません。

弾性ストッキングを履かない分だけ余計に運動すればいいと思っても、運動のしすぎは体の各部を痛めてしまう恐れがありますし、それなりに時間と労力がかかります。それなら、**ただ履くだけで病気の進行を食い止める、遅くする弾性ストッキングを選んだほうがいいでしょう。**

ストッキングが履けない、体に合うストッキングが見つからないなどの理由で、弾性包帯を足に巻くことで弾性ストッキングの代わりにすることもありますが、弾性ストッキングがいやだという人が、喜んで弾性包帯を巻くかどうかは疑問です。

また、前にもふれましたが、弾性包帯を適切な圧がかかるように巻くのには専門的な知識と経験が必要です。よくわからない人が適当に巻いても、十分な効果が得られなかったり、強く巻きすぎて皮膚を痛めてしまったりする恐れもあります。

FOOT DOCTOR

どんな場合に手術をするのですか？

弾性ストッキングによる**圧迫療法と運動療法では対処しきれないくらいの症状が出ている場合に手術を検討します**。

具体的には、足の痛みやしびれが我慢できず、歩けないなど生活に支障をきたしている場合。あるいは、皮膚に発症した炎症などを悪化させたくない場合。さらには、足の凸凹など外見が醜く、生活がしにくい場合などに、手術を提案することがあります。

手術では、基本的に、弁が壊れて機能しなくなってしまった静脈を取り除くか、管としての機能を失わせて血液が流れなくすることで、血液の逆流を止めます。

静脈を取り除くと言うと、多くの患者さんが「そんなことをして大丈夫なのか、代わりの血管を入れなくていいのか」と心配します。しかし、**下肢静脈瘤になる静脈は、鉄道に例えれば本線ではなく支線なので、1本なくなっても問題はありません。**

本線にあたる「深部静脈」は、足の静脈が流す血液の9割くらいを担っています。なくてはならない存在なので、ここに問題が発生している人の場合は、支線に当たる静脈を手術することがむずかしくなるのですが、多くの下肢静脈瘤の患者さんは、深部静脈には問題がない人がほとんどです。

FOOT DOCTOR

下肢静脈瘤の手術には、どんな種類がありますか？

大きく分けて、血管内治療、硬化療法、ストリッピング手術の３つがあります。

血管内治療は、局所麻酔下で患部の静脈にカテーテルを挿入し、内側から静脈をレーザーで灼《や》いて閉鎖させる方法です。

静脈の閉塞成功率が高く、術後の痛みや炎症、内出血なども少ないとされています。現在では、手術というとこの方法がメインです。

レーザーではなく、高周波を用いるやり方もあります。最近では、瞬間接着剤を注入して血管を閉塞させる「グルー治療」も行われるようになりました。

硬化療法は、下肢静脈瘤内に硬化剤を注入して圧迫することにより、静脈瘤を閉鎖させるものです。直径３ミリ以下の細い静脈瘤に適した方法で、おもにクモの巣状静脈瘤や網目状静脈瘤、側枝静脈瘤などが対象となります。外来で10～20分程度で施行可能ですが、患部が広範囲にわたっている場合は、数回に分けて行います。

ストリッピング手術は、１００年以上も前からある一般的な手術方法で、メスで皮膚を切り開き、壊れてしまった静脈をストリッパーという専用のワイヤーで抜去します。「ストリップ」とは、「引っこ抜く」という意味です。

この方法は現在でも行われていて、比較的大きな静脈瘤が対象となります。ほかの方法に比べて、傷が少し大きくなるのが難点です。

そのほかに、高位結索術《こういけっさくじゅつ》という古い手術の方法もありますが、今ではほかの手術の付属的な方法として残っているくらいです。

これは、ももの付け根にある静脈を結んで、足の静脈に硬化療法を行うもので、以前は流行していました。しかし、必ず再発することがわかってから、使われることが少なくなっています。

また、体外照射レーザー治療という美容形成で行うものもあります。こちらは保険外で、クモの巣状の静脈瘤を消すときなどに選ぶ患者さんがいます。

下肢静脈瘤の手術

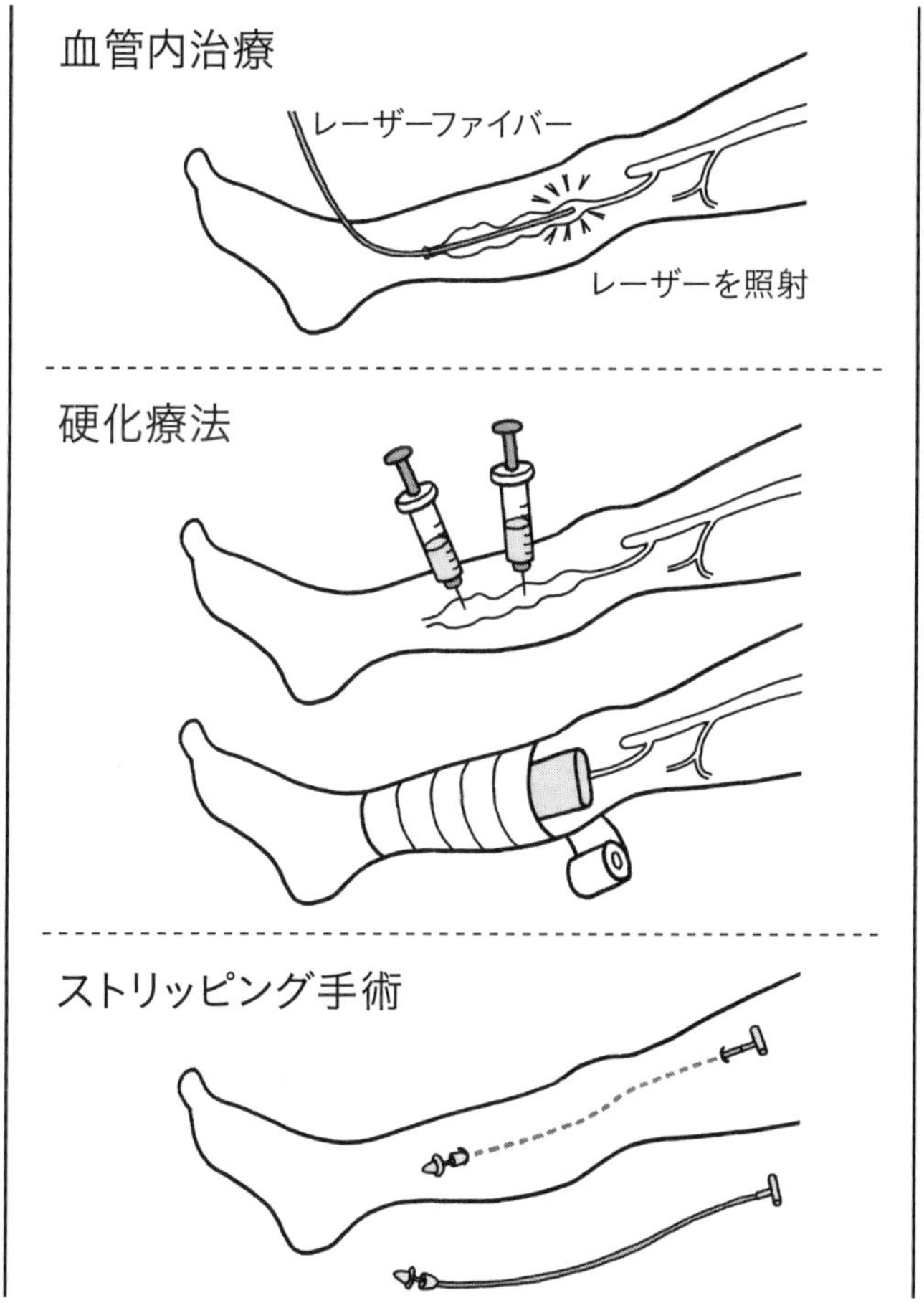
血管内治療
レーザーファイバー
レーザーを照射
硬化療法
ストリッピング手術

FOOT DOCTOR

ストリッピング手術で静脈を抜いてしまって大丈夫ですか？

大丈夫です。

足の静脈は幹線にあたる「深部静脈」と、支線にあたる「表在静脈」、それらを結ぶ「交通枝」で構成されています。皮膚と筋肉の間を通る表在静脈は、さらに足の前側を通る「大伏在静脈」と、ふくらはぎ側を通る「小伏在静脈」に分かれます。

心臓から足に送られた血液のおよそ9割は深部静脈を通って心臓に戻っていきます。表在静脈を通る血液は約1割です。そして、下肢静脈瘤の多くは、表在静脈で発生します。

したがって、弁が壊れて下肢静脈瘤になってしまった静脈は、多くが大伏在静脈か小伏在静脈、あるいはそこから分かれた枝の血管です。

ですから深部静脈さえ健康な状態であれば、下肢静脈瘤になってしまった血管を抜いても、大勢には影響がないといえます。

みなさんは「血管を抜いたら大変なことになる」と思うかもしれません。しかし人間の体はよくできていて、**枝の血管であれば、取り去ってもほかの血管が補完してくれます**。

もちろん、下肢静脈瘤になるたびに血管を際限なく抜いていくことはできませんし、深部静脈の弁が壊れたら、お手上げです。なので、手術があるからと安心するのではなく、足の静脈に負担をかけないような生活を送るようにしてください。

FOOT DOCTOR

血管内治療で血管を灼いてしまって大丈夫ですか？

大勢の患者さんが血管内治療で下肢静脈瘤の手術を行っていますが、ほとんどの方が問題なく生活しています。

大丈夫です。

血管内治療では、弁が壊れて逆流が発生した静脈内にレーザーのファイバーを入れ、血管の壁にレーザーを当てて静脈を熱で灼き、閉塞させます。２０１１年より保険適応となりました。

レーザーで灼かれた静脈は閉塞して血液が流れなくなり、その後数カ月かけて繊維化します。自然に消えてなくなってしまうわけです。

その結果、長期にわたって根治的な手法として行われてきたストリッピング手術とほぼ同じ効果が、大きな傷口を作らずに得られます。

手術は局所麻酔をかけて行い、皮膚をまったく切らずに細い針で皮膚の上から静脈を刺し、そこからファイバーを静脈の中に入れていきます。

負担の少ない治療のため、日帰り手術が可能で、痛みや神経障害などの後遺症がほとんどありません。

血管内治療は、日本ではまだ新しい治療法であるため、長期成績が出ていませんが、海外ではストリッピング手術と同等の効果があることが証明されています。

FOOT DOCTOR

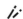

硬化療法のメリットとデメリットは？

硬化療法とは、**静脈瘤が起こっている血管に固める薬（硬化剤）を注射し、弾性包帯で圧迫して血管自体を固め、静脈瘤を潰してしまう治療法です。**固まった血管は時間の経過とともに萎縮して消えていきます。

この手法のメリットは、外来で治療ができることと、穿刺《せんし》で行うために傷跡がほとんど残らないことです。

デメリットとしては、硬化剤注入部に色素の沈着がみられることがあるのと、しこりや痛みが残ることがあることです。しこりや痛みは、時間の経過とともに消失します。

最大のデメリットは、硬化療法単独で表在静脈の弁不全による血液の逆流を改善することができないため、すぐに再発してしまうというものがありますが、現在ではほかの手術と併用することで、そのデメリットは解消されています。

また、クモの巣状静脈瘤を消すのに利用される体外照射レーザー治療には健康保険が効きませんが、**保険が適用される硬化療法で対応することが可能です**。もっとも、血管をひとつずつ潰していくために時間がかかり、痛みがそれなりにあるために、あまり人気はありません。

FOOT DOCTOR

何歳くらいまで手術できますか？

どの方法も大手術ではないため、それなりに体力のある方であれば、何歳でも大丈夫です。**90代の患者さんが手術を受けたこともあります。**

とはいうものの、体に手を加えるわけですから、採血したり心電図をとったりといった術前検査は必要です。また、血液凝固因子、凝固異常のある人、アレルギーのある人はリスクがあるので、詳しく調べます。

薬を飲んでいる人は事前に相談し、必要な場合は服用を止めてもらってから手術をします。

心臓に不整脈のある人や、進行中の血栓症がある人、経口避妊薬を飲んでいる人の場合は血栓ができやすいので、よく調べてから手術をするかどうかを決定します。リウマチの薬や経口避妊薬は1カ月くらい服用を止めていただく必要があります。

患者さんの状態を総合的に判断して最適な方法を提案しますが、高齢の患者さんには若い人とは違う方法をおすすめすることがあります。たとえば、若い人なら血管内治療をおすすめするところを、硬化療法にするとかです。

下肢静脈瘤の手術は、病気を完全に治すものではなく、生活に不都合となっている症状を軽減するために患部を除去するものですから、**患者さんの年齢や体の状態によって、当然ながら選択肢は変わります。**

FOOT DOCTOR

日帰り手術と入院手術の違いはなんですか？

手術で体が受けるダメージの大きさによって、日帰りが可能な場合と、入院してもらう場合があります。

また、患者さんの状態によっても条件は変わり、ある患者さんが日帰りで受けた手術を、別の患者さんは入院して受けるという場合もあります。

基本的に硬化療法は単独の場合、外来治療なので日帰りです。

血管内治療は、局所麻酔で済む治療なら日帰り可能です。

ストリッピング手術は、局所麻酔で済む治療なら日帰り可能ですが、下半身麻酔が必要なら入院になります。

病院によっては1泊2日の手術を基本としている場合があります。そこでは、患者さんからの希望があって、問題がない場合のみ、日帰りを許可しています。

逆に、日帰り手術のみを行っている病院もあり、詳しくはインターネットなどで調べてみるといいでしょう。

ただし、日帰り手術をうたっている病院には、手術の選択肢が狭いところもあります。血管内治療だけのところや、硬化療法だけのところもあるので、**事前によく調べ、必要ならよく話を聞いてから、そこで手術を受けるかどうかを決めるほうがいいでしょう。**

FOOT DOCTOR

手術すれば必ず治りますか？

下肢静脈瘤は「治る」病気ではありません。手術も症状を軽減または改善するために行うものです。術後に患者さんが「治った！」と思っても、歩かないで立ったまま、座ったままの生活を続けていると、再発する可能性があります。

とはいうものの、手術を受けた人の術後の感想はめざましいものです。

「ひどかった足の痛みがうそのように消えた」
「夜中にこむら返りで起きることがなくなった」

「安心して人に足を見せられるようになった」
「なぜかおしっこの出がよくなった」
「歩くのが楽しくなり、よく散歩するようになった」

といった声が実際に寄せられています。

実際のところ、手術の後でふくらはぎの運動を十分に行うなどの生活改善をすれば、再発を防いで「治った」といえる状態にすることが可能です。

ですから、「必ず治りますか？」という質問に対しては、**「術後すぐは治ったように感じます。それを長続きさせられるかどうかは、本人次第です」**とお答えしています。

FOOT DOCTOR

手術でできる傷は大きいですか？

手術の方法によって異なりますが、大きな傷は残りません。

一番大きな傷ができるのが、ストリッピング手術です。壊れてしまった静脈を切って取り除くため、1〜3センチくらいの傷が2カ所できます。

次に傷が大きいのが血管内治療です。この場合は細いカテーテルを傷から壊れた静脈に挿入し、静脈を内側からレーザーで灼いていくので、カテーテルを入れる3ミリくらいの穴が開きます。カテーテルの制御は超音波エコーを見ながら行うので、それ以上の傷はつきません。

この穴は小さいため、縫合なしで手術が終わります。後日抜糸するなどの処置も必要ありません。

硬化療法の場合は、注射器で壊れた静脈に硬化剤を注入するので、注射針の穴が開きます。この穴は血管内治療でできる穴よりも小さいので、すぐにふさがります。

それ以外に、補助的に外科的な手術が必要になる場合もあります。それでも大きな傷はつきません。詳しくは、担当する医師や看護師にお聞きください。

FOOT DOCTOR

手術時間はどれくらいかかりますか？

手術の方法によって、かかる時間は異なります。

血管内治療の場合、レーザー焼灼の正味時間は1〜3分です。付帯的な処置も含めて、30分〜1時間で済むでしょう。

ストリッピング手術の場合は、日帰り可能なケースでも数時間はかかります。入院が必要な場合は、2日または3日です。

硬化療法は硬化剤を注射するだけなので、外来で10〜20分ほどの処置で終わります。

そのほか、症状に応じて高位結索術や瘤切除術を併用することがありますが、それによってかかる時間は変わります。

手術時間は短ければいいというものではなく、必要な処置をするのには一定の時間がかかりますから、担当医とよく相談して理解しておくようにしてください。

おわりに

現在、私は「足の総合病院」の下北沢病院で副院長をしており、足の専門医として、さまざまな足のトラブルを診ています。これまでに1万人以上の下肢静脈瘤《かしじょうみゃくりゅう》の手術を経験しました。

足のトラブルは、早いうちにきちんとケアすることで、ひどい状態になるのを防ぐことができます。しかし、放っておくと症状が進んで大変なことになってしまいます。

下肢静脈瘤は一般的に命に関わるような病気ではありませんが、つらい症状や外見の醜《みにく》さで悩んでいる人がたくさんいます。そして、自然治癒することがなく、何もせずに放置していると、どんどん悪くなってしまう、厄介な病気でもあります。

本書では、足のむくみ、だるさ、冷えといった初期の不調から、日本人の多くがかかっていると推定される下肢静脈瘤まで、血液の循環が滞ることによって発生する足のトラブルについて解説しました。

ふくらはぎが「第2の心臓」と呼ばれていることはご存じでも、ふくらはぎの運動不足が多くのトラブルを招くことはよく知られていません。さらに、静脈には弁があり、それが壊れることで下肢静脈瘤が起こることは、医師にいわれて初めて知る方が多いようです。

ぜひ本書をよく読んで、足のトラブルに関する正しい知識を得て、健康な生活を手に入れてください。

長崎　和仁

足の先生! 足のむくみ、だるさ、冷え、下肢静脈瘤どうすればラクになるか教えてください。

発行日　2021年 3 月 29 日　第 1 刷

著者　長崎和仁

本書プロジェクトチーム
編集統括　柿内尚文
編集担当　小林英史
編集協力　山崎修（有限会社悠々社）
カバーデザイン　井上新八
本文デザイン　菊池崇＋櫻井淳志（ドットスタジオ）
イラスト　坂木浩子（株式会社ぽるか）
石玉サコ
校正　植嶋朝子

営業統括　丸山敏生
営業推進　増尾友裕、藤野茉友、綱脇愛、大原桂子、桐山敦子、矢部愛、寺内未来子
販売促進　池田孝一郎、石井耕平、熊切絵理、菊山清佳、吉村寿美子、矢橋寛子、遠藤真知子、森田真紀、大村かおり、高垣真美、高垣知子
プロモーション　山田美恵、林屋成一郎
講演・マネジメント事業　斎藤和佳、志水公美

編集　舘瑞恵、栗田亘、村上芳子、大住兼正、菊地貴広
メディア開発　池田剛、中山景、中村悟志、長野太介、多湖元毅
管理部　八木宏之、早坂裕子、生越こずえ、名児耶美咲、金井昭彦
マネジメント　坂下毅
発行人　高橋克佳

発行所　株式会社アスコム

〒105-0003
東京都港区西新橋2-23-1　3東洋海事ビル
編集部　TEL：03-5425-6627
営業部　TEL：03-5425-6626　FAX：03-5425-6770

印刷・製本　株式会社光邦

Printed in Japan ISBN 978-4-7762-1101-3